TRAITEMENT CLIMATÉRIQUE

DE LA

PHTISIE PULMONAIRE

CONTRIBUTION DE CLIMATOLOGIE MÉDICALE

PAR

James Alex. LINDSAY, M. A., M. D.

Médecin de l'hôpital des phtisiques, Thronemount, Belfast
Médecin à l'hôpital royal
Médecin-consultant à l'hôpital d'Ulster

TRADUIT ET ANNOTÉ

PAR

le Docteur F. LALESQUE

Ancien interne des hôpitaux de Paris
Lauréat de la Société de Biologie (Prix Godard)
Officier d'Académie
Chef de service au Sanatorium d'Arcachon

PARIS

OCTAVE DOIN, ÉDITEUR

8, Place de l'Odéon, 8

—

1892

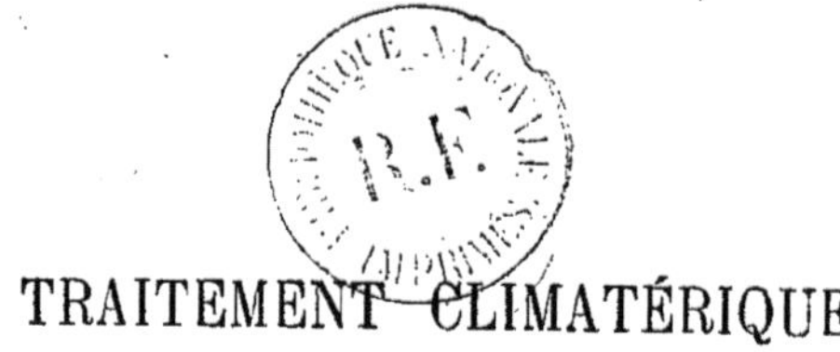

TRAITEMENT CLIMATÉRIQUE

DE LA

PHTISIE PULMONAIRE

TRAITEMENT CLIMATÉRIQUE

DE LA

PHTISIE PULMONAIRE

CONTRIBUTION DE CLIMATOLOGIE MÉDICALE

PAR

James Alex. LINDSAY, M. A., M. D.

Médecin de l'hôpital des phtisiques, Thronemount, Belfast
Médecin à l'hôpital royal
Médecin-consultant à l'hôpital d'Ulster

TRADUIT ET ANNOTÉ

PAR

le Docteur F. LALESQUE

Ancien interne des hôpitaux de Paris
Lauréat de la Société de Biologie (Prix Godard)
Officier d'Académie
Chef de service au Sanatorium d'Arcachon

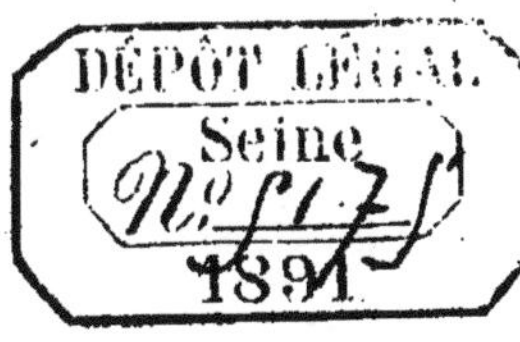

PARIS

OCTAVE DOIN, ÉDITEUR

8, Place de l'Odéon, 8

—

1891

PRÉFACE DU TRADUCTEUR

Quoique de date bien ancienne, la cure climatérique de la phtisie pulmonaire, loin de diminuer de valeur prend de jour en jour une importance plus grande. Alors que des médications nouvelles annoncées à grands fracas, ne vivent qu'un jour, pour tomber dans l'oubli avec la malédiction des malheureux phtisiques auxquels elles ont fait connaître les tortures de la désillusion, la climathérapie, elle, suit lentement mais sûrement sa route, quittant les inconnus de l'empirisme pour entrer dans le domaine vraiment scientifique de l'observation et de la classification. Ce n'est point certes, que la méthode climatérique n'ait donné lieu à bien des désillusions, mais le climat n'en est pas responsable. Ces désillusions on les diminuera de nombre en sachant ce qu'on est en droit de demander au climat, à quel moment on doit le mettre en jeu, et comment malades et médecins en doivent user.

Ces divers côtés de la question, sont magistralement traités dans le travail de Lindsay. C'est ce qui m'a décidé à en publier une traduction à laquelle j'ai joint quelques notes, très secondaires d'ailleurs, et ne modifiant en rien le caractère de l'ouvrage.

Le livre de Lindsay témoigne d'une expérience personnelle très étendue, donne une vue d'ensemble fort nette des idées modernes relatives à l'application des climats au traitement de la phtisie pulmonaire. La partie du livre qui sera peut-être la plus appréciée, parce qu'elle traite un sujet généralement mal connu des praticiens, est celle relative aux voyages en mer.

Le fait d'avoir visité les plus importants sanatoria du monde et d'avoir retracé ce sujet avec une libre impartialité rend cet ouvrage aussi digne de foi qu'intéressant. L'auteur combat énergiquement l'erreur populaire que seul un bon climat suffit à guérir la phtisie, et va jusqu'à dire qu'un praticien agit à la légère en prescrivant un changement de climat s'il n'est pas certain qu'en même temps le malade adoptera un nouveau genre de vie.

Le chapitre qui traite du choix du climat pour les phtisiques m'a paru d'une valeur toute spéciale. Il faut reconnaître qu'aucune question n'est plus difficile à résoudre et n'entraîne une plus grande responsabilité. Pour se former une opinion précise sur ce sujet, ce livre sera un guide précieux.

Que si Lindsay a peut-être un peu trop sacrifié les stations françaises, nous n'aurons garde d'insister sur cette erreur. Le passé de nos stations nous est un sûr garant de leur avenir. D'ailleurs ce que nous voulons retenir de cet ouvrage, ce sont tout particulièrement les vues d'ensemble, traitées avec une grande ampleur et en parfaite connaissance, comme aussi la description de certaines contrées telles que l'Australie, le Cap, etc., qui auront plus qu'un simple attrait de curiosité mais pourront suggérer certains rapprochements.

En soumettant aux lecteurs français la traduction du livre du Dr Lindsay j'ai cru faire œuvre utile et pratique. C'est le seul but que j'ai poursuivi.

F, LALESQUE.

Les passages dans le texte ou hors texte compris entre les deux signes suivants [ ] sont du traducteur.

A

JAMES CUMING, A. M., M. D., F. K. Q. C. P.,

Professeur de Médecine au Collège royal, Belfast
Président de l'association médicale de la Grande-Bretagne (1884)

Hommage reconnaissant de son ami et ancien élève.

L'auteur.

PRÉFACE DE L'AUTEUR

Ce livre est le fruit d'une expérience personnelle des sanatoria de l'Angleterre et des sanatoria étrangers, expérience que des circonstances particulières ont rendu plus complète que d'ordinaire. Le professeur Jaccoud dit avec raison que « la connaissance directe des localités est la condition indispensable d'une connaissance réelle, tant pour l'enseignement que pour la pratique médicale ; l'assimilation la plus parfaite des documents écrits ne peut suppléer ici les précieux enseignements issus de l'examen personnel. » L'auteur n'est d'ailleurs pas en quête de compliments, il expose les véritables résultats de son expérience à ce sujet.

Il a voyagé deux fois dans l'Australie et ses colonies. Il a visité Adélaïde, Melbourne et Sydney, et a eu de nombreuses occasions de faire de longs voyages dans l'intérieur de l'Australie. Deux fois, il a visité la Tasmanie. Il a visité à peu près tous les principaux comptoirs ou villes intéressantes de la Nouvelle-Zélande. Il a parcouru la colonie du Cap et la Californie. Il a passé un hiver en Algérie, et parcouru deux fois la Méditerranée. Les principales stations du sud de la France et du nord de l'Italie, lui sont familières. Il a visité Davos, Wiesen, Saint-Moritz, la Maloja et les autres sanatoria de la Suisse. Il connaît particulièrement les principales stations des îles Britanniques.

Au cours de ses nombreux voyages, l'auteur a été en rapports constants avec des malades, des médecins, des touristes et les habitants des pays étrangers, saisissant avec empressement chaque occasion de tirer parti et profit de l'expérience des autres, aussi bien que de ses observations personnelles. Quelle que puisse être la valeur des opinions qu'il exprime, elles sont du moins à l'abri du reproche d'une généralisation hâtive, basée sur des données insuffisantes et imparfaites.

L'étude générale du climat dans ses rapports avec la santé est d'une grande importance pratique, mais aussi d'une extrême difficulté. Douglas Powell dit, avec raison, que cette étude n'est pas encore mûre, au point de permettre de formuler un traitement systématique. Nous ne sommes qu'au seuil des investigations climatologiques, et pour une étude aussi difficile, des recherches prolongées sont nécessaires, ainsi qu'une méthode plus précise que celle généralement employée jusqu'à ce jour. La grande difficulté est surtout d'apprécier la valeur des documents cliniques. La météorologie devient une science exacte, mais la climatologie médicale est encore plus sujette, que les autres parties de la thérapeutique, au doute et à l'empirisme. L'auteur pense qu'une grande cause d'erreur (il y est souvent fait allusion dans ce livre), provient de l'absence de toute distinction entre l'influence du climat par lui-même, et son influence relative aux habitudes et au genre de vie. Les proportions de décès, les proportions de guérisons, etc., disent peu, à moins que ces renseignements soient accompagnés de détails médicaux complets, émanés d'un auteur compétent, et que les nombreuses causes d'erreur aient été écartées avec soin. Dans beaucoup de cas, les renseignements utiles consistent en une impression vague, générale, qui pour n'être pas à dédaigner, doit être acceptée avec une extrême circonspection. Combien doivent être erronées de pareilles impressions, même lorsqu'elles règnent presque universellement ; on le voit par cette idée très fausse et généralement acceptée, que la respiration d'un air humide est une des causes les plus puissantes de la phtisie pulmonaire.

Ce livre n'a pas la prétention d'être un traité systématique et complet du traitement climatérique de la phtisie pulmonaire. A part quelques allusions accidentelles inévitables, l'auteur s'est scrupuleusement confiné dans l'étude des pays qu'il connaît personnellement, pensant que de la sorte, il apporterait une véritable contribution à cette étude, bien plus que s'il avait entrepris la tâche facile, mais sans profit, de résumer les travaux et les observations des autres écrivains. L'adoption de ce plan a fait restreindre l'étude de sanatoria importants, tels que ceux de Madère et de l'Egypte.

Tout en s'appuyant sur son expérience personnelle, l'auteur a consulté avec soin plusieurs travaux importants relatifs à son sujet. Il reconnaît avoir profité des travaux de Jaccoud, Hirsch, Hermann Weber, Burney Yeo, Douglas Powell, Théodore Williams, Sparks, J.-H. Bennet, J. Addington, Symonds, Marcet, Tucker Wise, Muddock, Otter, Van Dyke, Bonwick, Playfair, Trollope, etc.

L'auteur adresse ses meilleurs remerciements au docteur William Ogle pour ses nombreux et utiles renseignements relatifs à la phtisie pulmonaire dans les îles Britanniques ; à M. J. Addington Sy-

monds, et au docteur Ruedi pour leurs notes sur la
cure des hautes altitudes ; et à M. John Octavius Herd-
mann, B. A., du collège de la Trinité (Dublin), pour
son important concours dans la préparation du ma-
nuscrit.

SOMMAIRE DES CHAPITRES

I

CAUSES DE LA PHTISIE PULMONAIRE.

Climat et phtisie pulmonaire. — La température est *par elle-même* sans influence. — Humidité. — Egalité thermique. — Influence de l'humidité et de la variabilité thermique combinées. — Influence d'un sol humide. — Recherches de Bowditch et Buchanan. — Rareté de la tuberculose pulmonaire dans les hautes altitudes et parmi les populations nomades. — Influence de la profession. — Proportionalité de la maladie chez les marins, les pêcheurs, les fermiers, les laboureurs, les épiciers, les fabricants de limes, les imprimeurs, les mineurs, etc. — Statistiques de l'hôpital Brompton. — Grande mortalité des centres populeux comparés aux districts ruraux. — Statistiques du Danemark, de la Suisse, des Etats-Unis, etc. — Influence des conditions débilitantes. — Influence des inflammations, bronchiques et pulmonaires. — Prédisposition héréditaire. — Le bacille tuberculeux et la question de la contagion.

II

PRINCIPES GÉNÉRAUX DU TRAITEMENT CLIMATÉRIQUE.

Le traitement climatérique au point de vue : 1º De l'éloignement du malade, des conditions qui prédisposent aux inflammations bronchiques et pulmonaires. — 2º De l'éloignement du malade d'un climat nécessitant la vie d'intérieur et sédentaire. — 3º De l'éloignement du malade d'un climat débilitant pour un climat tonique. — 4º De l'éloignement du malade d'une population dense. — 5º De l'éloignement des malades des mauvais effets d'un sol humide et d'une hygiène défectueuse. — 6º Des avantages du changement. — La question des climats complémentaires.

III

APERÇU GÉNÉRAL DES PRINCIPAUX SANATORIA POUR LA PHTISIE.

Classification des climats en : 1º Climat océanien. — 2º Climat marin.— 3º Climat des déserts et des plaines intérieures.— 4º Climat des hautes altitudes. — Caractères météorologiques de chaque variété. — Leur action physiologique. — Climats toniques. — Climats sédatifs. — Climats toniques caractérisés par la pureté de l'air, et l'abondance de soleil. — Exemple de chaque variété en Angleterre et à l'étranger. — Contrastes entre les climats toniques et excitants.

IV

LES SANATORIA DE MONTAGNE.

Idées modernes sur l'utilité des stations de montagne dans la phtisie pulmonaire. — Caractère météorologique du climat de montagne : raréfaction, pureté de l'air, présence de l'ozone, forte radiation solaire, abondance de lumière, absence de brouillards. — Question de l'humidité. — Vent. — Température. — Davos. — Son climat et son aspect. — Importance de l'abondance du soleil avec abri suffisant. — Moyenne de soleil à Davos. — Calme de l'atmosphère. — Proportion de beau temps. — Dangers possibles de l'agglomération à Davos. — Action physiologique du climat de Davos. — Influence de la raréfaction, de la pureté, de la sécheresse de l'air. — Du froid. — Les jeux de plein air à Davos. — Indications et contre-indications d'un essai à Davos. — Troubles de la circulation , sénilité, goutte, rhumatisme, maladies nerveuses, dyspepsie avancée, *tempérament éréthique*, sont les principales contre-indications. — Chances probables de guérison. — Cas particulièrement favorables à Davos : les vieilles pleurésies, les pneumonies à résolution incomplète, la phtisie torpide, la phtisie hémorrhagique sans grands désordres locaux. — Installation à Davos. — Inconvénients. — Epoque de l'arrivée et du départ. — Wiesen. — L'Engadine. — Saint-Moritz, la Maloja, Samaden, Pontresina. — Avantages et inconvénients de l'Engadine comparée à Davos. — Les stations des Andes. — Bogota, Quito, Jauja, Huancayo, etc.

V

DES VOYAGES SUR MER.

Raisons théoriques en faveur du bénéfice pour le phtisique d'un voyage sur mer. — Le voyage d'Australie doit être habituellement préféré. — Avantages d'un bateau à voile. — Prévoir la tempête au cours d'un long voyage. — Le climat des tropiques et des mers du sud. — La vie à bord. — Caractères du climat de la haute mer. — Inconvénients d'un long voyage. — Préparatifs. — Vêtements. — Cas de tuberculose justiciables du voyage sur mer. — Contre-indication. — Précautions à prendre relatives au régime et aux habitudes.

VI

L'AUSTRALIE.

Grande réputation de salubrité de l'Australie. — Nécessité de différencier les divers climats de l'Australie. — Le littoral. — La montagne. — Les plaines intérieures. — Variabilité du climat des côtes. — Climat de Melbourne, Sydney, Adelaïde et Brisbane. — La plaine de l'intérieur est l'Australie type. — La grande plaine de la Riverina. — Son climat. — Son aridité. — L'été australien. — Le vent chaud. — La poussière. — Abondance de soleil. — La douceur de l'hiver. — Constitution géologique de la contrée. — La santé et la mortalité en Australie. — Proportions de la tuberculose pulmonaire. — Sa plus grande fréquence dans les villes. — Parties de l'Australie convenables pour les tuberculeux. — Epoque de l'arrivée. — Aspect de l'Australie. — Facilités des voyages. — Installation.

VII

LA TASMANIE.

Divisions naturelles. — Climat. — Sa valeur pour les phtisiques.
— Inconvénients. — Très recherchée comme station tempérée
d'été.

VIII

LA NOUVELLE-ZÉLANDE.

Différence entre la Nouvelle-Zélande et l'Australie. — Caractères
généraux du climat de la Nouvelle-Zélande. — Climat doux, humide, sujet aux vents. — Tremblements de terre. — Particularités du climat d'Aukland, Nappier, Taranaki, Nelson, Westland,
des plaines de Canterburry et Otago. — Etude de la valeur de la
Nouvelle-Zélande dans la phtisie pulmonaire.

IX

LA CALIFORNIE.

Joli climat des côtes et du Sud de la Californie. — Ses caractères
— San Diego, Santa Barbara et Los Angelos. — Leurs inconvénients.

X

LE CAP.

Le bon renom du Cap n'est plus qu'un souvenir, mais popularité
croissante des plaines intérieures. — Défauts du climat de Cape-
town. — L'état libre d'Orange. — Blœmfontein. — Voyage à l'intérieur. — Aspect de la Californie.

XI

L'ALGÉRIE.

Popularité actuelle de l'Algérie. — Description d'Alger. — Ses nombreuses particularités intéressantes. — Son climat, un des meil

leurs de la Méditerranée. — La pluie. — Rareté de la phtisie.
— Défauts sanitaires d'Alger. — Installation. — Hammam
R'Ihra. — Cas de phtisie justiciables de l'Algérie.

XII

LE SUD DE LA FRANCE.

Pau. — Arcachon. — La Riviera. — Sa beauté. — Variabilité du
climat. — Le *Mistral*. — Menton, San Remo, Nice, Cannes. —
Le commencement de l'hiver est la meilleure époque pour les
phtisiques.

XIII

LES SANATORIA DE L'ANGLETERRE.

Diversité climatérique des îles Britanniques. — Ses défauts. —
Avantages compensateurs. — Ventnor, Bournemouth, Torquay,
Hastings, Penzance, Grange, Rothesay, Glengariff, Queenstown,
Rostrevor. — Genre de vie à adopter.

XIV

CHOIX DU CLIMAT DANS LA PHTISIE.

Difficultés du choix. — Les divers types de phtisie. — Tuberculose pulmonaire chronique. — Phtisie hémorrhagique. —
Forme aiguë. — Pleurésie et pneumonie chroniques. — Phtisie
fibreuse. — Phtisie catarrhale. — Phtisie laryngée. — Climat
convenable à chacun de ces divers types. — Indications symptô-
matiques : Hémorrhagie, fièvre, émaciation prononcée, ulcération
laryngée, anémie, etc. — Question de la période de la maladie.

XV.

LE VOYAGE DES MALADES.

Différences du voyage des malades d'avec les excursions d'agrément. — Déplacements incessants peu désirables. — Le désir de
voir doit être limité. — Fatigues et excitations à éviter. — Assez
grandes dépenses nécessaires. — Frais de voyage. — Nécessité
d'une société sympathique. — Chercher à reproduire la vie de
famille. — Question de la nourriture, des vêtements, des lan-
gues étrangères, etc. — Désillusions du voyage.

———

CONCLUSIONS.

———

CHAPITRE PREMIER

Causes de la phtisie pulmonaire.

L'étude thérapeutique d'une maladie, doit avoir pour base la recherche attentive des causes et des conditions qui en favorisent le développement. Notre puissance curative ou modificatrice sur la marche et les résultats d'une maladie, est directement proportionnée à notre action sur ses causes déterminantes, soit en les modifiant soit en les supprimant. La thérapeutique rationnelle moderne, repose sur cet axiome, qu'il n'est pas scientifique de chercher à influencer l'effet, tant que la cause reste en pleine activité. Aussi bien tenterions-nous de purifier à son arrivée dans la mer, un courant contaminé, tant que les sources de cette contamination resteraient intactes. Par malheur, les maladies dont l'origine n'est pas à notre portée, sont nombreuses, soit que cette origine remonte aux générations passées, soit qu'elle réside dans les occupations ou dans le milieu social que l'inflexible nécessité nous empêche de modifier. Dans ce cas, nos efforts se limitent à l'atténuation des effets. Ne pouvant modifier la cause, nos succès seront probablement très limités. Aussi est-il capital de rechercher si les causes de la phtisie sont susceptibles d'être supprimées par la méthode thérapeutique que nous nous proposons d'étudier : le traitement par le changement de climat.

L'étude des nombreuses statistiques relatives à la répartition de la phtisie pulmonaire, démontre que le rapport de cette maladie avec le climat n'est nullement un rapport simple. Le froid ne l'engendre pas, la chaleur n'en préserve pas. L'influence de la température, en tant que température, est nulle. Commune au Groënland, en Angleterre, dans les Indes orientales, la phtisie décime les Maoris de la Nouvelle-Zélande, les Hawaïens des îles Sandwich. En Europe, où nos connaissances statistiques sont à peu près complètes, nous voyons le taux moyen de la mortalité être sensiblement le même, soit 2,5 pour 1000, dans des contrées aussi différentes par leur moyenne thermométrique, que la Norvège, la Hollande et l'Italie. Les principales villes d'Europe, Rome, Naples, Venise, souffrent autant de la tuberculose pulmonaire, que Londres, Edimbourg, Amsterdam, Christiania. Aux Etats-Unis, la mortalité est à peu près la même à Boston, Richmond, Charlestown, et la Nouvelle-Orléans. Il est donc bien évident que la température n'est pas un facteur essentiel de la maladie.

Le rôle de l'humidité est tout aussi peu important pour expliquer la fréquence de la phtisie. L'opinion très répandue et très enracinée, que l'humidité est par elle-même l'une des principales causes de la maladie, est absolument fausse. Les Hébrides, bien que constamment balayées par les brises humides du Gulf Stream, jouissent d'une immunité remarquable. Les Shetland, les îles Feroë, l'Islande, soumises à des conditions mété-

orologiques semblables, en sont également exemptes. L'air
de la mer est chargé d'humidité, et cependant les peuples marins souffrent moins de cette affection que les populations continentales. La rareté relative de la phtisie pulmonaire dans la marine, comparée à sa fréquence dans
l'armée de terre, est incompatible avec la croyance que
l'inspiration d'un air humide prédispose à cette affection.
Les contrées orientales de l'Angleterre sont plus sèches
que celles du Sud-Ouest, et la mortalité par phtisie est
sensiblement moindre dans ces dernières. Il est inutile
de multiplier les preuves démontrant que l'air humide
est par lui-même sans influence sur l'éclosion de la maladie, ou que du moins cette influence peut être contre-
balancée par d'autres facteurs.

[Cette immunité des Hébrides, des Shetland, des îles
Feroë, de l'Islande, et des peuples marins en général,
s'explique aisément de nos jours, grâce à nos connaissances sur la contagiosité de la tuberculose. L'air de la
mer, comme l'air des hautes altitudes, est pur de tout
contage. Les travaux de Miquel l'ont amplement démontré. Aussi les contrées marines sont-elles à l'abri relatif de la phtisie, non point quoique, mais parce que,
soumises aux brises humides de la mer, et pour quelques contrées, aux émanations tièdes du Gulf-Stream.
En outre de ce facteur important, — pureté de l'atmosphère — l'air humide et attiédi du Gulf-Stream supprime
en partie une cause adjuvante, mais importante de l'é-
closion de la tuberculose pulmonaire : les irrégularités
de la température productrices de bronchites, de pneumonies, de pleurésies qui préparent favorablement le

terrain. Si bien que pour les populations littorales du Gulf-Stream en particulier, il y a absence relative du germe et absence relative de préparation du terrain. C'est notamment ce que l'on peut observer sur les populations littorales du Bassin d'Arcachon].

[Si en Angleterre, l'armée de mer paie à la phtisie un moindre tribut que l'armée de terre, le contraire a lieu en France. L'histoire nous enseigne que cette affection décimait les esclaves entassés dans les vaisseaux négriers. Jonhson, Rochard ont prouvé la plus grande fréquence de la tuberculose pulmonaire dans l'armée de mer, et ce, malgré des règlements sévères interdisant aux hommes menacés de phtisie, l'entrée dans la marine de l'Etat. — Ces faits infirment-ils l'heureuse influence de l'air humide de la mer sur la non-éclosion de la tuberculose pulmonaire ? Nullement. Il y a lieu en effet d'établir une distinction capitale entre l'air pur de la mer et l'atmosphère de l'intérieur du navire. Pendant la nuit l'air y est vicié, insuffisant et parfois contaminé. Les hommes qui s'entassent dans l'entrepont, sont soumis à la contagion, par la présence d'un seul phtisique, et cela d'autant plus facilement que l'exposition à la chaleur, au froid, à l'humidité pénétrante des embruns et des coups de mer, favorise le développement des affections prédisposantes : bronchites, pneumonies, etc. qui sans la présence du bacille-contage resteraient des inflammations simples].

Autrefois on considérait l'égalité de la température comme capitale dans l'action bienfaisante du climat. Cette opinion doit partager le même sort que les autres idées préconçues à ce sujet. Nous verrons quelle est la valeur exacte de cette égalité thermique, jointe à certaines conditions hygrométriques, mais les changements subits de température ne sauraient nécessairement engendrer la phtisie. En effet, il est prouvé que ces changements sont communs dans les hautes altitudes, dont les habitants souffrent très peu des ravages de cette affection.

Bien qu'il faille accorder un rôle secondaire dans la production de la phtisie, à l'égalité de la température et au degré d'humidité relative, ce serait une erreur de conclure que cette affection n'est pas puissamment influencée par les divers éléments constitutifs du climat. Il est aisé de démontrer l'action manifeste, sur la genèse de la phtisie, de l'humidité associée aux variations thermiques, tout comme les conditions opposées de sécheresse unie à une température uniforme en empêchent le développement. D'après Hirsch « il y a peu de contrées dans le monde aussi caractérisées par une température uniforme et une sécheresse relative que les districts du centre de la Basse-Egypte, et de la vallée de Nil dans l'Egypte centrale et la Haute-Egypte, régions dans lesquelles la phtisie, au dire de tous les observateurs, est très rare. » D'autre part, certaines localités du littoral, telles qu'Alexandrie, Damiette, Port-Saïd, avec un climat humide et une grande égalité de température sont tributaires de la phtisie. Les mêmes rapports existent entre le genre de climat et la fréquence de la maladie, d'une part dans les districts intérieurs de l'Algérie, d'autre part dans les villes littorales du même pays. « Dans l'Inde, dit Hunter, les localités connues par la sécheresse de leur climat et l'uniformité de leur température, qu'il s'agisse des plaines ou des montagnes, sont moins souvent atteintes par la phtisie. On peut constater les mêmes faits à Java, dans les Etats du golfe du Mexique, dans la Guyanne, et dans plusieurs îles des Indes occidentales (1).

[L'influence des variations de la température dans ses rapports avec la plus ou moins grande humidité de l'air, n'est pas négligeable dans la genèse de la tuberculose pulmonaire ; mais ce rôle, pour être important, ne saurait être capital. Son mode d'action se limite aux inflammations des voies respiratoires, c'est-à-dire à la mise du terrain en état de réceptivité morbide. Si cette variabilité thermique coïncide avec la présence dans l'air de germes bacillaires, sa puissance pathogénétique sera à son maximum. Ainsi s'expliquent les divergences des auteurs et la contradiction apparente des faits. Tandis qu'en effet, certaines contrées à climat variable, paient un large tribut à la maladie, d'autres restent indemnes. C'est ainsi que Hirsch a pu signaler la rareté de la phtisie dans des régions à température aussi changeante que Terre-Neuve, les steppes des Khirghiz, les plateaux du Mexique, les montagnes de l'Allemagne. La variabilité atmosphérique, aura beau y préparer le terrain, si la graine fécondante n'existe pas dans l'air].

Quoiqu'une atmosphère humide soit sans influence sur l'éclosion de la phtisie — l'immunité relative des

1. *Handbook of Geographical and Historical Pathology*, vol. 3.

marins en est la preuve — il ne s'en suit pas qu'on doive rejeter les conclusions de Bowditch et Buchanan, à savoir que, le fait d'habiter un sol humide prédispose manifestement à la tuberculose pulmonaire. Les exceptions à cette règle, prouvent simplement que dans la genèse d'une maladie à origines si complexes, d'autres facteurs doivent intervenir pour rendre féconde l'influence indiscutable de l'humidité du sol.

[On paraît n'avoir pas tenu suffisamment compte de cette influence d'un sol humide sur le développement de la phtisie pulmonaire. En Angleterre le chiffre des phtisiques a diminué dans les villes dont le sol primitivement humide a été amendé par de puissants drainages (Damaschino). Lebert attache une réelle importance à cette influence. Pour lui, comme pour Buchanan, et pour Damaschino, la constitution géologique du sol importe peu, tout le danger résidant dans son imperméabilité. Aussi a-t-on noté que sur les terrains sablonneux, c'està-dire très perméables, par conséquent secs, la maladie était moins fréquente].

[Finkelnburg (de Bonn), concluait identiquement, au congrès de médecine interne de Wiesbaden (avril 1889). Etudiant l'influence du sol sur la propagation de la tuberculose en Allemagne, il déclarait la mortalité très faible sur le littoral, ainsi que dans les montagnes où l'écoulement des eaux est facile].

[Mes observations faites sur les dunes litttorales de la baie d'Arcachon, aux assises uniquement formées de sables purs déposés par la mer, concordent avec celles des auteurs précités].

La rareté de la phtisie dans les hautes altitudes, et l'immunité dont jouissent les peuples nomades et les populations disséminées, sont les deux points les plus saillants de l'étiologie. Nos connaissances plus complètes ne nous permettent pas d'affirmer, comme autrefois, l'absence absolue de phtisie sur les hautes altitudes ; mais il est facile d'en démontrer la diminution en raison directe de l'altitude. Pour prouver que l'élévation joue un rôle considérable dans cette diminution, nous pouvons éliminer avec une précision suffisante les autres facteurs étiologiques. La Suisse a la plus basse mortalité par phtisie, de toute l'Europe, ce qui s'explique comme conséquence du séjour à de hautes altitudes de la majeure partie des indigènes. Notre hypothèse devient plus certaine, lorsque nous voyons la mortalité s'abaisser rapidement à mesure que l'altitude augmente. Dans les districts de 457 mètres et au delà, la mortalité est de 2,5 pour 1000 ; dans les districts de 900 à 1200 mètres d'altitude, elle tombe à 1,9 ; et à 1,1 pour ceux de 1500 mètres (1). Toutefois la loi de la décroissance de la mortalité en raison directe de l'altitude est modifiée dans sa constance par le chiffre de la population : l'agglomération étant, comme nous le verrons plus loin, une des causes les plus puissantes de l'éclosion et de la probabilité de la phtisie. La démonstration si formelle que la maladie est principalement due à l'agglomération et à l'existence dans un air confiné, peut faire supposer avec une grande apparence de raison que la diminution de la

1. Müller, cité par Hirsch.

mortalité dans les hautes altitudes est le simple résultat de l'éparpillement des populations, et d'une vie plus hygiénique. Mais heureusement certains districts dans le centre et le sud de l'Amérique nous fournissent des faits corroboants. En Europe nous n'avons aucune grande ville à de hautes altitudes ; et presque toujours, plus l'altitude est grande, plus la population est disséminée. Mais au Mexique, dans les Andes, on trouve de grandes cités à l'élévation de 2000 à 4000 m., telles que Puebla (pop. 80,000, altitude : 2,286 m.), Mexico (pop. 320,000, alt. 2,250 m.), Quito (pop. 366,000, alt. 2,834 m.), Bogota (pop. 40,000, alt. 5,577), Potosi (pop. 20,000, alt. 3,962). L'exemple de ces villes nous fournit l'occasion de savoir, si dans les Hautes-Alpes, l'absence de tuberculose pulmonaire est réellement due à l'altitude, ou si elle résulte simplement de l'éparpillement de la population. Au dire d'auteurs compétents, la phtisie est extrêmement rare dans ces grandes cités. Dans quelques-unes, même dit-on, en dépit de l'agglomération et de l'influence des professions malsaines, elle ne se montre presque jamais, si ce n'est chez les émigrants des plaines. D'où il semblerait que l'influence de l'altitude pour retarder la phtisie, est considérable. Mais il faut avouer que la question reste encore à résoudre (1).

1. [L'engouement en faveur du séjour dans les hautes altitudes doit être tempéré, depuis que nos connaissances sont plus précises à ce sujet. L'air des montagnes est très pur, comme celui de la mer, mais l'agglomération ne tarde pas à le vicier, et à rendre l'é

Les faits établissant l'immunité dont jouissent les peuples nomades, sont tout aussi démonstratifs. La phtisie est à peu près inconnue parmi les Bédouins de l'Arabie, les tribus arabes de la Kabylie, et les tribus errantes des steppes russes (1). Que le genre de vie soit

closion de la tuberculose pulmonaire aussi possible qu'à bord des navires par exemple].

[Il ne faut pas davantage admettre comme acquise, l'indifférence pathogénique de l'agglomération dans les hautes altitudes. Nous croyons en effet, que l'immunité résulte plus de la dissémination de la population que de l'altitute plus ou moins grande. Et d'abord Mexico n'est pas si indemne qn'il semble, car la phtisie y fait encore de 5 à 6 victimes pour 100. Madrid, bâti à plus de 609 mètres, offre une mortalité plus grande. Ne savons-nous pas qu'à Joux et à la Chaux-de-Fonds (altitude de 11 à 1200 mètres) la phtisie décime, tout aussi bien que dans les grandes villes, les ouvriers agglomérés dans des appartements mal aérés? Au dire de Richter, les phtisiques dans cette dernière ville, seraient aussi nombreux qu'à Berlin! Cette immunité du fait de l'air des montagnes n'existe pas pour Lebert, qui a rencontré des affections tuberculeuses dans le canton de Vaud, à des altitudes de 762 mètres. Dans le Fichtelgebirge bavarois à 548 mètres, la maladie est également fréquente. La phtisie autrefois inconnue sur lés hauts plateaux de l'Engadine à Davos, à St-Moritz, à Pontresina, frappe de nos jours les indigènes de ces contrées, et cela depuis que les tuberculeux fréquentent ces stations].

[La logique et les faits récents imposent des conclusions un peu différentes de celles de l'auteur. L'air des montagnes est favorable non point à cause de son altitude, mais à cause de la non agglomération de la population. « Si l'immunité des hautes altitudes est vraie, elle le devient surtout, ce qui me paraît une amère dérision, sur les sommets inhabitables. A l'Eiger que M. de Frendenreich a le premier osé gravir pour recueillir de l'air à 4,000 mètres d'élévation, l'air est absolument pur. Plus de microbes. Hélas! c'est bien haut et bien loin! » (Germain Sée, *Phtisie bacillaire*)].

1. Hirsch.

dans ces cas le point essentiel, cela est amplement démontré par ce fait, non moins évident, que lorsque ces
peuples abandonnent leur existence sauvage pour habiter la ville, ils tombent aussitôt victimes, dans des proportions variables, de la maladie qui auparavant les
avait épargnés. Ici, nous touchons au point capital autour duquel évoluent toutes les vues scientifiques relatives à la cause première de la phtisie, à savoir : les
rapports avec le climat et le genre de vie professionnelle.
A ne considérer que la relation entre le climat et la
phtisie, les faits sont insuffisants pour fournir des données précises ; tandis que, nous l'avons vu, l'influence
nusible d'une profession peut être corrigée jusqu'à un
certain point par un facteur météorologique, par l'altitude tout au moins. Il est donc de la première importance de reconnaître, que toute notion étiologique juste,
a pour base, l'appréciation exacte de l'importance relative de ces deux éléments.

Etudions maintenant l'influence de l'habitat et du
genre de vie sur la production de la phtisie, afin de déterminer ensuite dans quelles limites, l'action curative
du traitement climatérique, dépend et des conditions
météorologiques et des changements dans le genre de
vie inhérents à ce traitement.

Elles sont surabondantes les preuves qui démontrent
d'une manière irréfutable la rareté relative de la phtisie,
chez les personnes vivant au grand air, et sa grande fréquence chez celles qui d'ordinaire sont enfermées. Le
maximum de fréquence se trouve, chez ceux dont la profession implique le séjour prolongé dans une atmosphère

viciée (1). Ainsi, sur 1,000 pêcheurs, 108 succombent à la phtisie, tandis que parmi les épiciers, la mortalité

1. Le Dr Henri Mac Cormac, de Belfast, mérite une mention spéciale, en tant que le propagateur et l'un des défenseurs les plus compétents et les plus éloquents de cette doctrine.

[Pour Mac Cormac, la cause unique, fondamentale de la tuberculose pulmonaire, est la respiration d'air *prérespiré* dans des chambres mal ventilées. Les dangers de l'air confiné, de l'air ruminé, pour nous servir de la pittoresque expression du Pr Peter, sont indéniables. Mais faire jouer à cet état de l'air le rôle primordial, est une exagération évidente. La théorie de Mac Cormac n'est qu'une hypothèse. « A la suite, dit-il, de l'action imparfaite de la fonction respiratoire, causée par l'inhalation prolongée d'une atmosphère trop rarement renouvelée, l'excrétion des matières carbonées étant incomplète, celles-ci s'accumulent dans le sang, et peu à peu transformées en substance tuberculeuse, se déposent dans les différentes parties du corps. » Cette transformation des substances carbonées en substance tuberculeuse, est de l'imagination pure, qui ne saurait nous satisfaire, et qui ne résiste pas aux récents progrès sur l'étiologie de la tuberculose].

[Et d'ailleurs, au point de vue physico-chimique, ce défaut du renouvellement de l'air, produit-il des altérations si profondes? « Dans les accumulations d'êtres humains, l'air peut être vicié par le CO^2 expiré, ou bien défectueux par une diminution relative de l'O, ou enfin insuffisant d'une manière totale. La vérité est que l'excès d'acide carbonique est à peine appréciable, 33^{cc}, 8 pour 1000^{mc} au lieu de 20^{cc}, 02 (Angus), que l'appauvrissement de l'air en O n'est pas calculable par la chimie, ni appréciable pour la respiration, et qu'enfin, si le métrage cubique de l'air était manifestement inférieur aux exigences de l'action physiologique, il en résulterait une anémie respiratoire plutôt qu'une phtisie. On comprend celle-la, on ne comprend pas celle-ci. » G. Sée, *Phtisie bacillaire*].

[Là encore il faut faire intervenir la doctrine de la contagion. L'agglomération dans une atmosphère, fut-elle encore plus viciée, ne saurait engendrer de la tuberculose pulmonaire, en dehors de la présence actuelle ou antérieure de tuberculeux à expectoration purulente. Mais l'éclosion du germe tuberculeux sera facilitée par

s'élève à **167**, montant à **301** pour les merciers, et atteignant le total vraiment effrayant de **461** chez les peintres. D'où il résulte que si un homme choisit la profession de pêcheur, il a **10** chances contre une de ne pas contracter la phtisie (1) ; tandis que s'il devient peintre il a contre

l'anémie, la déchéance organique conséquences de l'agglomération, de la respiration de l'air confiné].

[Que les dangers du confinement puisent leurs sources dans la contamination de l'air, non point par l'acide carbonique en excès, ou l'oxygène en déficit, mais par la présence du bacille de Koch, cela ressort avec évidence d'un grand nombre de faits dont l'un des plus démonstratifs est celui du docteur Marfan. (Une épidémie de tuberculose in *Semaine Medicale*, 1889, n° 44). La doctrine de la contagion éclaire d'un jour tout nouveau les origines des dangers des professions sédentaires agglomérées, et l'immunité des professions pratiquées en plein air].

1. [L'immunité relative des pêcheurs est un fait d'observation dans notre contrée. A ce sujet doit surtout s'établir la distinction marquée entre le pêcheur proprement dit, et le marin qui voyage au long cours. Si tous deux passent la journée en plein air, soumis aux influences du beau temps ou du mauvais temps, par contre le pêcheur est moins exposé aux privations. Mais ce qui le différencie nettement, c'est de ne pas vivre la nuit dans l'air confiné, et trop souvent contaminé, de l'intérieur des navires. Pour la population maritime de la baie d'Arcachon. cette distinction capitale est démontrée par les faits. Les pêcheurs ne passent guère que la journée sur le Bassin, et s'ils restent dehors la nuit, ce n'est point dans une cabine mal ventilée, mais simplement à l'abri des voiles disposées en forme de tentes, au-dessus du bateau non ponté. De plus l'action de ramer développe singulièrement leur puissance inspiratrice, et donne à leurs poumons une activité fonctionnelle peu commune, si bien qu'avec un terrain pulmonaire réfractaire à l'ensemencement, ils vivent dans une atmosphère pure. — Eh bien, j'ai vu des jeunes gens de cette catégorie, indemnes de toute tare héréditaire ou acquise, partir robustes au service de l'Etat, revenir atteint de tuberculose pulmonaire, quoiqu'ayant, pendant leur service, mené

lui toutes les chances de mourir de cette affection. Que la vie en plein air d'une part, et le séjour prolongé dans une atmosphère viciée d'autre part, soient les facteurs essentiels de l'immunité ou de l'éclosion de la tuberculose pulmonaire, c'est ce qui ressort avec évidence de l'étude du plus grand nombre possible des statistiques. Ainsi à côté des pêcheurs, la classe dont l'occupation implique une plus large moyenne de vie à l'air, est celle

une vie moins rude que chez eux, et bénéficié d'une nourriture souvent plus abondante et plus saine que dans leur famille, toujours pauvre].

[Ces faits sont pour moi démonstratifs. Le petit pêcheur jouit d'une immunité très marquée, tant qu'il vit dans un milieu non aggloméré, non contagieux, perdant cette immunité dès qu'il voyage au long cours ou sur les navires de l'Etat, l'agglomération entraînant la contagion avec elle].

[C'est pour n'avoir pas établi cette distinction, que les divers auteurs qui ont écrit à ce sujet, ont formulé des opinions diamétralement opposées, dont la contradiction même confirme notre manière de voir. Tandis que Laennec et Wiesdach affirmaient la fréquence moindre de la phtisie dans les lieux maritimes, Jonhson et Rochard soutenaient l'opinion contraire, — mais les deux premiers auteurs faisaient allusion aux populations maritimes, tandis que leurs contradicteurs avaient en vue les marins agglomérés dans les grands navires de guerre. En effet, Wiesdach affirme que dans l'espace de quatorze ans, aux bains de Norderney sur la mer du Nord, il ne s'est présenté que quatre cas de tuberculose, et encore sur des enfants de baigneurs. Jonhson qui étudie sur les marins de la flotte, tout comme Rochard, nous dit qu'en quatre ans la flotte de la Méditerranée donna 151 décès de phtisie sur 455].

[Pour apprécier l'influence de l'air de la mer sur la phtisie, tout repose sur cette distinction ; à mon avis, elle tranche la question en faveur de l'immunité des populations marines, immunité perdue du fait de la création d'un milieu factice dont l'air de la mer n'est pas responsable].

des cultivateurs. Aussi trouvons-nous (1) comme proportion de décès par phtisie, sur 1000 morts : 103 parmi
les fermiers, 121 parmi les jardiniers, et 122 parmi les
laboureurs des champs. Donc les fermiers sont encore
plus favorisés que les pêcheurs, ce qui résulte sans doute
de leur position meilleure, et de leurs travaux moins pénibles — tandis que les jardiniers et les agriculteurs
viennent immédiatement après. A l'autre bout de l'é-
chelle, parmi les classes qui paient le plus large tribut
à la phtisie, nous trouvons les couteliers avec un taux
de 371, les fabricants de limes avec le chiffre de 433, et
les potiers dont 473 sur 1000 sont emportés par la phtisie.

La comparaison des différentes professions sédentaires démontre l'accroissement de la mortalité, en raison directe de l'augmentation de la viciation de l'air.
Ainsi les ouvriers des manufactures de bonneterie vivent
enfermés, c'est vrai, mais rien dans la nature de leur
travail n'est susceptible de créer une viciation quelconque de l'atmosphère. C'est pourquoi la mortalité par
phtisie dans cette catégorie atteint le chiffre modéré
de 168 sur 1000 — inférieur à celui de la population
tout entière, dont la moyenne des décès est de 220 pour
1000 — tandis que parmi les ouvriers des manufactures
de coton et de laine, exposés à l'inhalation de particules
végétales, le taux s'élève respectivement à 257 et 272.
Les exceptions apparentes, à la loi de l'accroissement de
la mortalité en raison directe de la viciation de l'air ins-
piré, exigent une explication immédiate. Par exemple,

1. Dr William Ogle, *in supplément au 45e rapport annuel du Re-
gistrar-Général*.

les carriers, quoique travaillant en plein air, ont une mortalité de 308, mais ici entre en ligne de compte l'inhalation de poussières minérales que nous savons être une des causes prédisposantes les plus actives de la phtisie. Les conducteurs de cabs et d'omnibus, qui travaillent aussi en plein air, ont une mortalité de 359. Mais si nous remarquons que 1482 individus de cette classe meurent de toutes autres maladies, en comparaison du chiffre 1000 de tout le reste de la population, il est vraisemblable de conclure que l'excessive mortalité par tuberculose pulmonaire, a pour raison la misère physiologique de ces classes, due en partie à leur exposition aux intempéries, en partie à leurs abus, et en partie aussi à ce fait que cette profession est souvent celle d'individus ayant renoncé à d'autres métiers à raison de leur mauvaise santé antérieure. Une exception importante à cette loi générale : l'immunité relative des mineurs, s'explique plus difficilement. Quoique travaillant dans un air confiné et chargé de poussières, leur mortalité n'excède pas 126 par mille, c'est-à-dire qu'elle est presque aussi faible que celle des agriculteurs. Quelques écrivains autorisés ont expliqué cette immunité en attribuant à la poussière de charbon le pouvoir véritable d'enrayer la tuberculose pulmonaire (1). Cette théorie est si contraire à tout ce que nous savons sur la phtisie, que nous sommes portés à chercher ailleurs une explication. Deux faits peuvent peut-être nous permettre une hypothèse plus acceptable. Le travail dans les mines de charbon, étant extrêmement pénible, est-il invraisemblable de supposer

1. Hirt.

que seuls les ouvriers sans tare débilitante choisissent cette profession. En second lieu, que de fois, un affaiblissement rapide et marqué des forces est le premier signe d'une menace de tuberculose ! Il est probable que plus d'un mineur, sentant sa déchéance physique, abandonne son pénible et rude labeur, pour chercher dans un métier plus doux ses moyens d'existence, échappant ainsi à l'inscription sur les listes de la mortalité des mineurs par affection tuberculeuse.

Sur 1000 malades traités à l'hôpital de Brompton 70 °/₀ avaient mené une vie sédentaire. Sur 98 cas observés par l'auteur, l'enquête démontre que 88 avaient antérieurement exercé des professions impliquant le séjour dans un air confiné. La phtisie ravage le cloître, les prisons, les séminaristes, etc. [Le cloître paie un très large tribut à la tuberculose pulmonaire. Mais Laennec, et d'autres après lui, ont fait remarquer que la sœur tourière est épargnée alors que ses compagnes sont décimées. Pourquoi ? C'est que la tourière n'est point enfermée. Elle vit dehors, à l'air, échappant ainsi aux causes de la contagion, tandis que les autres religieuses y sont soumises en permanence]. La maladie est notablement plus commune parmi les troupes empilées dans les casernes, que lorsque ces mêmes troupes mènent la vie dure et active des camps.

L'accroissement de la phtisie en raison directe de l'agglomération des populations concorde parfaitement avec les principes déjà posés. Si nous prenons le Danemarck comme exemple, nous trouvons que dans les vingt-cinq plus petites villes la mortalité est de 2,1 par 1000 habitants, dans vingt-quatre villes moyennes, de 2,2 ; tandis que dans les grands centres elle est de 2, 6, et dans la capitale, Copenhague, de 3. En Hollande, le chiffre de la mortalité par phtisie dans les villes, est à celui des campagnes comme 21 est à 16. En Suisse, dans les cantons agricoles, à population éparse, cette mortalité n'est que de 1,1 par 1000 habitants, tandis que dans les cantons mixtes (partiellement agricoles, partiellemeut industriels) le taux est de 1,7 et dans les cantons purement industriels de 2,5 (1). Aux premiers jours de la colonisation des États-Unis, la phtisie était une affection rare. Aujourd'hui parmi les populations denses et les Etats manufacturiers, elle est aussi commune qu'en Angleterre. L'immunité dont jouissaient autrefois le Maine et la Pensylvanie disparait, comparativement à celle des districts peu peuplés, tels que le Colorado et le Nouveau-Mexique. [C'est que la bactérie tuberculeuse est un parasite que l'homme transporte avec lui partout où il pénètre. Partout où il vit, elle peut vivre et pulluler (Grancher et Hutinel, *in D^{ro} encycl. sc. médic.*, art. Phtisie)]. La seule exception à la loi de l'accroissement de la phtisie par l'augmentation de la population, paraîtrait se trouver dans les villes élevées, les hautes altitudes ayant le pouvoir, au dire de divers auteurs, de contrebalancer les mauvais effets de l'agglomération.

[Mais, nous l'avons vu aussi, ce pouvoir reste limité. Une des préoccupations actuelle des médecins de Davos, St-Moritz, etc., est de limiter l'apparition de la tuberculose parmi les indigènes].

1. Hirsch.

Dans la tuberculose pulmonaire, maladie de déchéance par dessus tout, tout ce qui tend à diminuer la vitalité agit comme cause prédisposante. Un travail excessif intellectuel ou physique, les soucis, les déceptions, les abus alcooliques ou autres, la privation de lumière, une mauvaise alimentation, une hygiène imparfaite, peuvent, isolément ou ensemble, produire la phtisie, et le traitement climatérique les modifie peu ou pas.

La résolution incomplète des inflammations pulmonaires et bronchiques (1), est une des causes fondamentales de l'éclosion de la maladie. En Angleterre, le nombre des personnes héréditairement prédisposées à la phtisie est grand. Si elles contractent soit une bronchite, soit une pneumonie, il importe beaucoup, que la guérison en soit complète. S'il n'est point démontré que le climat de l'Angleterre favorise le développement du produit caractéristique de la phtisie, le tubercule, il est absolument certain qu'il prédispose aux bronchites et aux pneumonies. Ces affections survenant chez des prédisposés héréditaires font éclore la maladie. Bien plus, non seulement le climat britannique prédispose aux bronchites et aux pneumonies, mais son caractère de climat variable, sans soleil, sujet aux vents, retarde fréquemment ou rend incomplète la guérison de ces inflammations. Dès lors, le malade avec un appareil respiratoire affaibli, une constitution ébranlée, est dans

1. « Une source féconde en phtisie est la prédisposition de la muqueuse respiratoire aux inflammations catarrhales. » — Dr Hermann Weber, *Croonian Lectures.*

les meilleures conditions pour contracter la phtisie. Jamais le traitement climatérique n'est aussi rigoureusement indiqué, et jamais les succès ne sont plus évidents et plus complets.

[Avec la théorie bacillaire on comprend qu'il en soit aisément ainsi. Pour nous, ces résolutions broncho-pneumoniques incomplètes ou lentes, sont l'indication capitale du traitement climatérique — En somme il s'agit simplement de mettre un terrain bien préparé, hors de portée de la graine qui peut l'ensemencer. Le mettre hors de cette portée, c'est l'arracher aux grandes agglomérations des villes ; mais de plus, doit-on rendre ce terrain inculte, en obtenant la résolution la plus complète des foyers inflammatoires, en mettant l'organisme tout entier dans d'excellentes conditions de résistance. Pour cela que faut-il ? De l'air pur et un ensemble de conditions météorologiques permettant la vie dehors. Peu importe, sauf quelques indications secondaires, que cet air soit chaud, froid ou tempéré pourvu qu'il remplisse les conditions essentielles de pureté].

Reste à examiner deux causes de phtisie, réservées à dessein pour la fin, parce que leurs rapports avec le traitement climatérique sont moins douteux que pour les causes précédentes. Nous faisons allusion à la prédisposition héréditaire et à la contagion, la première constituant une des causes les plus puissantes, l'importance de la seconde étant sujet à controverses.

Il est malaisé de déterminer avec exactitude, dans quelles proportions, la prédisposition héréditaire entre en ligne de compte. Les recherches poursuivies dans ce

but, attribuent à l'hérédité un à deux tiers des cas de
tuberculose pulmonaire. Mais les plus grandes difficultés entourent ces recherches et nuisent à la précision
des résultats. Force est de nous en rapporter aux preuves fournies par des observateurs inexpérimentés, et à
des statistiques dont la valeur est sujette à caution.
Dans les classes riches, le mauvais vouloir d'avouer
l'hérédité tuberculeuse est manifeste. Par contre, la
fréquence héréditaire est tellement ancrée dans l'opinion publique, que la tendance des classes pauvres est
d'affirmer une tare de famille, lorsqu'en réalité elle
n'existe pas. Les cas attribués à la phtisie chez les ascen-
dants du malade, se trouvent être après plus ample affirmation, la pneumonie, la bronchite ou la pleurésie.
On doit aussi se souvenir que même lorsque la tuberculose évolue chez les descendants d'un phtisique, il ne
sensuit pas forcément que la maladie soit le fruit de l'hérédité. On conçoit aisément que l'affection a pu prendre
naissance en dehors de toute hérédité, et simplement
sous l'influence des mêmes causes qui produisirent la
phtisie des parents : l'air vicié, les professions malsaines, une alimentation défectueuse, ou la guérison incomplète de quelque phlegmasie pulmonaire. Néanmoins
en tenant compte des interprétations erronées, il reste
absolument certain que le facteur héréditaire est un des
plus puissants dans la phtisie. Plus nos recherches sont
minutieuses, et plus son influence devient évidente. Les
différentes causes passées en revue, sont bien plus puissantes chez ceux qui héritent d'une vitalité affaiblie ou
d'une constitution pulmonaire défectueuse. Dans la pré-

disposition héréditaire, le traitement climatérique joue un rôle capital; celui d'un traitement prophyactique donnant souvent les résultats les plus heureux. Comme la plupart des ressources de la médecine, la climatothérapie est bien plus efficace pour prévenir que pour guérir.

En ce qui concerne la question de la contagiosité de la phtisie, la doctrine de la contagion a acquis une grande force depuis les recherches de Villemin, Koch et de leurs nombreux disciples. La phtisie étant universellement considérée comme une maladie microbienne, on a logiquement conclu qu'elle est transmissible. Les expériences de laboratoire et les considérations *à priori* ont paru décisives en faveur de cette idée, mais on doit admettre que l'évidence clinique en faveur de la doctrine contagioniste est encore incomplète. Les preuves statistiques avancées par Cornet, Fürbringer, Schnyder, Plint, Leudet, Andrew, Williams, Mags et beaucoup d'autres autorités, sont malheureusement très contradictoires. Les cas de transmission de la maladie, même lorsque la cohabitation est aussi intime et constante qu'entre mari et femme, sont encore peu nombreux. La question est trop vaste et trop ardue pour être traitée sommairement ici, il ne rentre même pas dans le cadre de cet ouvrage de thérapeutique, de discuter d'inépuisables questions de pathologie.

Quand bien même on admettrait l'origine bacillaire de la phtisie, et la probabilité de sa contagiosité, cela ne change rien à notre appréciation de l'efficacité du traitement climatérique.

La doctrine de Koch a ouvert naturellement une large voie à l'emploi des remèdes germicides, mais l'opinion de l'auteur est que l'insuccès de ces remèdes a été complet. Ils sont aujourd'hui peu à peu abandonnés, et le discrédit dans lequel ils sont tombés à laissé le champ libre pour adopter d'une manière plus générale et plus spontanée les mesures hygiéniques qui (ainsi qu'on le verra au cours de cet ouvrage) sont dans plusieurs cas favorisées par le changement d'habitation, et de climat.

[Assurément les remarquables expériences de Villemin et la découverte de Koch, n'ont pas résolu entièrement la question étiologique de la tuberculose pulmonaire, les rapports de la semence et du terrain restant des plus complexes. Du moins ont-elles éclairé d'un singulier jour, l'obscurité banale au milieu de laquelle se débattait depuis des siècles, l'histoire étiologique de cette maladie. L'avenir démontrera l'importance prophylactique qui résulte de la doctrine parasitaire de la tuberculose pulmonaire. Le jour où les médecins voudront et pourront entourer leurs malades de précautions hygiéniques et antiseptiques analogues à celles dont le chirurgien entoure ses opérés, ce jour là, la prophylaxie des maladies parasitaires, et de la phtisie en particulier, ne sera plus un vain mot. A la vérité, le rôle du médecin dans cette prophylaxie antiseptique, est hérissé de bien des obscurités, de difficultés autrement grandes que celui du chirurgien qui sait quand, comment, et quelle porte d'entrée à l'hétèro-infection s'ouvrira].

[La recherche, et même la découverte d'un spécifique,

ne sauraient faire renoncer au traitement climatérique, car nulle part, mieux que dans un climat approprié, le malade ne réparera les désordres causés par le premier envahissement bacillaire, et ne sera dans des conditions meilleures pour donner au spécifique toute sa puissance d'action. Seule la découverte de la vaccination anti-bacillaire pourrait-elle faire rayer la climatothérapie du cadre thérapeutique].

CHAPITRE II

Principes généraux du traitement climatérique.

La croyance vulgaire que le traitement climatérique
de la phtisie, consiste dans le simple éloignement du climat incriminé pour un climat curatif, est inexacte et trompeuse. Si telle était la simplicité de cette ressource thérapeutique, le choix du climat dans chaque cas particu-
culier, serait chose facile, au lieu d'un problème com-
plexe, exigeant non seulement l'appréciation exacte de
la forme et de la marche de la maladie, mais encore l'examen attentif des habitudes, des goûts et des occupations
du malade. Le climat britannique, nous l'avons vu, n'engendre point la tuberculose pulmonaire par l'action directe de ses caractères météorologiques, mais bien en prédisposant les organes respiratoires aux inflammations,
et en contraignant nombre de gens à une existence d'intérieur dans des conditions malsaines. De même, nous
l'avons vu, il n'existe pas de climat capable, soit d'une
immunité absolue, soit d'une guérison certaine. Le
climat d'altitude lui-même, qui protège en qnelque
sorte les personnes soumises à son influence, dès le jeune
âge, ne saurait convenir, l'expérience en fait foi, à
toutes les variétés de phtisie. Cette vieille notion que

l'air de certaines régions exerçait une effet curatif sur le tissu pulmonaire, est sans fondement. En réalité, il n'y a, contre la phtisie, ni climat idéal, ni de sanatoria où les phtisiques puissent aller se restaurer, en se trouvant à chaque inspiration soumis à une influence curative directe. De semblables affirmations relèvent de la fiction et non de la réalité. C'est de la poésie, nullement de la science. L'influence du climat sur la phtisie, il faut le reconnaître, est plutôt indirecte, et les conditions intrinsèques du climat agissent bien plus en modifiant les habitudes et le genre de vie, que l'affection elle-même.

Principes généraux.

1° Le traitement climatérique a pour but d'éloigner le malade d'un milieu atmosphérique prédisposant aux inflammations broncho-pulmonaires, et par là, bien qu'indirectement, à la phtisie.

2° Le traitement climatérique a pour but, de transporter le malade d'un climat qui l'oblige à une vie sédentaire et cloîtrée, dans une contrée où il puisse jouir sans cesse d'une vie active, à l'air libre, sans entrave provenant des conditions météorologiques.

3° Le traitement climatérique a pour but de transporter le malade d'un climat sans soleil, attristant, qui débilite et entrave la nutrition, dans un climat ensoleillé, tonique, où les fonctions digestives et hématosiques subissent une transformation permettant au malade de se débarrasser de ses tendances phtisiogènes, et de les éloigner.

4° Le traitement climatérique, a, ou devrait avoir pour but, de transporter le sujet du sein des populations denses et d'un milieu vicié, dans quelque région où n'existent ni l'agglomération, ni par conséquent l'infection de l'air respirable.

5° Le traitement climatérique a pour but d'arracher le malade aux influences nuisibles d'un sol humide et d'une hygiène défectueuse.

6° Enfin, le traitement climatérique a pour but de procurer au malade le bénéfice d'un changement (d'air, de régime, de paysage, d'habitudes journalières), impliquant l'abandon de plusieurs conditions nuisibles, agents secrets de la maladie. On ne saurait dire combien les grands avantages si souvent retirés du traitement climatérique, trouvent leur raison d'être dans ce changement.

Examinons en détail ces principes généraux.

Nous avons noté, comme faits les plus saillants de l'étiologie de la tuberculose pulmonaire, la grande mortalité des travailleurs à l'air confiné, et l'immunité relative des marins et des peuples nomades. D'où il est logique de conclure que l'air pur et la vie en plein air sont indispensables à la guérison. Le malade, objectera-t-on, peut trouver chez lui les conditions nécessaires à sa cure, sans recourir à un voyage à l'étranger. Mais il est certain qu'en Angleterre, la vie en plein air n'est point praticable en toute saison, surtout pour un phtisique. La crudité de l'air le refroidit, le vent d'Est le glace, l'absence de soleil l'attriste. Sa muqueuse bronchique délicate, ne supporte ni les variations brusques de la température, ni l'état hygrométrique. La toux incessante, qui en résulte, l'oblige à se murer dans des appartements chauffés, et à contracter de déplorables habitudes d'inactivité. Aussi l'appétit et la nutrition périclitent-ils, et la maladie poursuit-elle plus régulièrement sa marche débilitante. Que dans certains cas, la phtisie puisse guérir même dans le climat des îles Britanniques, la plupart des médecins contemporains l'admettent. Mais il est indiscutable que le traitement de cette affection est puissamment favorisé par la mise en jeu des conditions précitées. Le phtisique lutte contre la débilitation de chaque organe, de chaque fonction, plus spécialement de la respiration et de la digestion. Ses moyens de défense se réduisent aux mesures capables de lui rendre sa vigueur physique, et d'accroître l'activité de ses poumons. D'où, tout ce qui peut améliorer la digestion, accroître les forces musculaires, augmenter l'expansion respiratoire, faciliter le libre échange des gaz dans les alvéoles pulmonaires, est un gain, tandis que toute diminution de la puissance digestive, toute perte de forces, toute inspiration d'air vicié, est un recul. Dans cette lutte toujours longue, les moindres détails, si vulgaires qu'ils puissent paraître, ont une grande importance. Le succès n'a point couronné les tentatives radicales ou héroïques contre la phtisie. Force est donc de la combattre en se conformant avec constance aux moindres détails susceptibles d'améliorer la santé générale, et d'écarter soigneusement toute cause de débilitation Les climats agissent surtout grâce à leurs effets généraux sur l'organisme. Laissons momentanément de côté, la question des hautes altitudes, dont les effets méritent peut-être jusqu'à certain point le nom de spécifiques. D'ordinaire les climats agissent par action indirecte, en aidant le médecin à poursuivre les nombreux détails d'une hygiène scrupuleuse et préventive. Telle est leur principale influence active sur la phtisie. Leur principale influence négative est d'éloigner du malade, toutes les causes prédisposantes, dont les plus importantes sont : un sol humide d'un effet direct sur le développement de la maladie ; une atmosphère humide et des variations brusques de température, d'un effet indirect en provoquant des poussées inflammatoires. A ces circonstances météorologiques il faut ajouter l'absence de lumière qui provoque la tristesse et nuit au fonctionnement normal des organes.

Les climats dont bénéficient les phtisiques, sont ceux qui remplissent l'une des deux conditions suivantes, ou toutes les deux à la fois.

1° L'amélioration de l'état local, c'est-à-dire, l'atténuation du catarrhe bronchique concomittant. Nous avons vu combien l'action directe du climat, sur les dépôts tuberculeux, était insignifiante.

2° L'amélioration de la nutrition et des forces physiques.

Ces deux indications, sans être incompatibles, ne sont en aucune façon intimement liées. Un climat humide, doux, égal, tempéré calmera la bronchite, et grâce à l'amélioration locale pourra, dans certaines limites, réagir favorablement sur l'état général. Mais il n'a aucune tendance à stimuler l'appétit, à améliorer les forces physiques, étant plus apte à diminuer le premier, et à pousser aux habitudes sédentaires. D'autre part un climat tonique améliore la nutrition, mais peut, temporairement du moins, aggraver l'état local.

Dans la tuberculose pulmonaire, il y a souvent un élément nerveux important. La nécessité d'en tenir compte complique le choix du climat. Un climat qui excite la nutrition, excite le système nerveux, et son action thérapeutique a pour effet d'aggraver la fièvre et d'autres symptômes, si le malade est excitable. Réciproquement un climat doux et sédatif, bienfaisant par son action calmante sur le système nerveux, peut nuire en diminuant l'appétit. Le choix du climat comporte donc des difficultés considérables.

A l'origine de la climatothérapie, la première de ces indications : calmer la toux et l'irritation locale, était dominante. D'où naquit l'indication des climats chauds pour toutes les formes de phtisie. Aussi envoyait-on invariablement les malades dans les contrées chaudes, sans souci des effets possibles de ces contrées sur le tempérament. L'indication capitale n'est pas de soulager la toux, mais d'améliorer la nutrition. Le phtisique ne meurt pas de sa toux, il meurt d'usure progressive. Depuis longtemps la médecine a renoncé aux médications expectorantes et sédatives, agissant sur la muqueuse bronchique, pour y substituer avec avantage, l'alimentation à doses thérapeutiques, les toniques (huile de foie de morue, maltine, arsenic, hypophosphites). Le traitement climatérique basé sur le principe d'une température élevée et du soulagement de la toux, doit être mis de côté. Un air doux et calmant doit moins entrer en ligne de compte, que les conditions météorologiques, quelles qu'elles soient, susceptibles d'améliorer la nutrition. Mais nous ne pouvons oublier les effets nuisibles de l'irritation bronchique sur la santé générale, en portant obstacle au sommeil, et en limitant l'exercice. De même les mixtures pectorales, bien que reléguées au second rang de la thérapeutique, ont néanmoins leur utilité. Ausssi doit-on se souvenir de l'action sédative favorable de certains climats.

La question dominante dans le choix d'un climat doit toujours être: améliorera-t-il la nutrition? Au point de vue météorologique, les climats améliorent la nutrition en raison directe de ce qu'ils permettent la plus grande somme d'exercice à l'air pur, et de ce qu'ils procurent beaucoup de soleil, sans chaleur pénible. Des climats bien différents, en apparence, remplissent ces deux conditions. La Riviera répond à peu près complètement à ces indications. Mais le malade peut trouver sans danger, au milieu des neiges de Davos, autant de soleil, autant de vie à l'air libre que sur les plages ensoleillées de la Méditerranée. La vie à bord permet dans des limites sans égales, l'exercice en air pur ; et quoique dans les régions équatoriales la température soit fatigante et nuisible, elle est dans un plus grand nombre de régions océaniennes, agréable et douce. Si nous comparons à ces deux points de vue, l'Algérie et la Grande-Bretagne, nous comprenons l'action bienfaisante du premier de ces pays sur la tuberculose pulmonaire. Nos hivers sont si variables qu'il est impossible de calculer la moyenne des jours permettant la vie en plein air; la proportion serait à peine de moitié. A Alger, pendant les six mois d'hiver, on trouverait tout au plus, et nous n'exagérons rien. six journées sans plusieurs heures de beau temps, et sans permettre la promenade quotidienne à pied ou en voiture.

En conséquence, dans le choix d'un climat, la première question à résoudre est de connaître la proportion de beaux jours durant lesquels l'exercice en plein air aura lieu avec profit et sans dangers. Il est important aussi que la chaleur ne soit ni excessive, ni prolongée. Mais tandis que la chaleur humide est débilitante et nuisible, la chaleur sèche, telle que celle des plaines intérieures de l'Australie, est comparativement sans danger. La chaleur combinée à l'humidité constitue un climat sédatif, tandis que la chaleur unie à la sécheresse produit des effets toniques. Ainsi nous avançons dans notre étude : le premier desideratum est un grand nombre de jours ensoleillés ; le second, des effets climatériques, plutôt toniques que sédatifs. Mais dans l'appréciation de ce second point, tout repose sur les caractères de la maladie, et sur l'état constitutionnel du malade. Nous devons nous demander si ce dernier est en état de supporter la stimulation, ou si l'acuité du processus morbide jointe à l'irritabilité nerveuse du sujet, ne doit pas nous imposer le choix d'un climat sédatif. Etre contraint à pareil choix est souvent malheureux, toujours pénible, mais fréquemment le choix n'est pas permis. Nous ne pouvons stimuler, que s'il reste encore quelque vitalité à laquelle nous puissions faire appel, et que s'il est possible au malade de supporter les effets toniques du climat.

Envoyer un nerveux à Davos, est une erreur de climatothérapie aussi grande, que de diriger dans des climats sédatifs tels que Pau et Arcachon, un sujet dont l'affection est presque latente et la constitution à peine affaiblie. Cette distinction s'impose toujours. Il ne peut exister aucun doute sur sa grande importance, tant au point de vue thérapeutique, que pronostique. Les malades en état de supporter la réaction des climats toniques et stimulants, sont ceux qui généralement s'améliorent et guérissent quelquefois. Ceux dont le tempérament exige un climat sédatif, ne peuvent guère espérer autre chose qu'une rémission temporaire.

Une loi de climathérapie, sur laquelle on doit particulièrement insister, est que le changement de climat deviendra efficace, à la condition de constituer un acheminement vers un changement d'existence. Nulle erreur relative au traitement de la phtisie, n'a eu de plus fâcheux résultats, que l'omission de cette loi. Un commis de Londres ou de Melbourne devient phtisique, à la suite d'une vie sédentaire, d'un labeur pénible au sein d'une atmosphère viciée, de l'omission des lois fondamentales de l'hygiène, conditions favorisées, s'il se peut, par une prédisposition héréditaire. Sous la vague impression que l'Australie est favorable aux tuberculeux, il émigre pour Melbourne ou Sydney, et reprend aussitôt sa profession et son genre de vie, causes principales de son mal. Neuf fois sur dix, il meurt aussi vite que s'il était resté chez lui. Les résultats eussent été autrement favorables, si on avait mis ces malades en garde contre leur profession et leur genre de vie, causes premières de l'éclosion de leur maladie, et si on les avait exactement prévenus du rôle indirect et secondaire du climat britannique. Ils auraient dû savoir que tout climat, celui de la Tasmanie ou de l'Australie par exemple, tire ses principaux avantages des conditions climatériques permettant, en toute saison, une vie active et saine. Le premier soin en débarquant aux antipodes est de faire choix d'un métier compatible avec une existence saine. Cette condition, quoique très difficile, s'impose rigoureusement. Le médecin n'est pas excusable de prescrire le changement de climat, sans la certitude d'un changement dans le genre de vie du malade. Ne sont pas plus satisfaisants, les résultats obtenus par les malades riches, qui émigrent en Australie pour fuir l'hiver, et gaspillent leur temps au sein des grandes villes, dans les conditions défectueuses de la vie d'hôtel. On ne peut attendre qu'un médiocre résultat, d'un déplacement dans de semblables conditions. Telle est pourtant la manière de faire, adoptée par la plupart des malades, voyageant avec la fatale illusion qu'un bon climat est tout dans la cure de leur mal.

A ce qui précède se rattache cette loi, non moins formelle, que tous les grands centres de population sont indistinctement et formellement inacceptables, en tant que sanatoria pour la phtisie. L'écrasante preuve que la tuberculose pulmonaire est par essence, une maladie des grandes agglomérations, que sa puissance morbide croît avec le chiffre de la population, ne permet pas de négliger les conséquences pratiques qui en découlent. Cependant cette loi est presque invariablement mécon-

nue. Le besoin de se procurer des logements conforta-
bles, appropriés au genre de maladie, les exigences des
relations mondaines, le désir de se trouver près de la
poste, de la librairie ou de la salle de concert, font que
malheureusement les principales stations de santé sont
de grandes villes, telles que Cannes, Nice, Malaga, Palerme, Alger, Cape-Town, les capitales des colonies
australiennes, etc., etc. Sans doute, l'inconvénient d'habiter au sein d'une grande agglomération, est mitigé par
la coutume de préférer la banlieue aux quartiers populeux. Aussi peut-on affirmer que ces sanatoria n'auraient
jamais eu grande vogue, sans la présence d'environs
agréables et comparativement sains. Les motifs pour
conseiller aux tuberculeux de s'éloigner des entraînements de la foule, sont cependant bien puissants. Il y a
heureusement dans les stations une tendance plus marquée chaque jour, à recommander quelque endroit tranquille du voisinage. Alger envoie ses malades à Hamman R'Ihra, Cape-Town à Wynberg ; Madère a pour
succursale Orotawa ; Sydney, Victoria-Mount, et ainsi
de suite. Il est probable que cet état de choses s'est produit sans la moindre donnée scientifique, et que les résultats heureux en sont attribuables au simple changement d'air, loin des sources de la contamination inhérente aux grandes agglomérations.

Un autre point important du traitement climatérique
est de savoir que son action est graduelle, et que la res-
tauration pulmonaire est lente. Jamais, en pratique, une
sage lenteur n'est plus nécessaire. Nul doute que nombre de malades, après une amélioration rapide dans les

sanatoria étrangers, ne perdent par un retour prématuré, le bénéfice de cette amélioration, qui, dans des conditions différentes, aurait fait naître l'espoir fondé d'une guérison. En réalité l'hivernage à l'étranger est ordinairement illusoire,— indication courante du traitement climatérique de la tuberculose, il devrait en être l'exception, et non la règle. Il existe, sans doute, des phtisiques qui vivent indéfiniment, grâce à leur fuite dès l'automne sur la Riviera ou à Alger, avec retour aux îles Britanniques dès le printemps. Mais supérieur est le nombre des malades qui, après avoir bénéficié temporairement de cette méthode, tombent dès leur retour, sous le coup d'une rechute grave, franchissant vite la période, au-delà de laquelle tout traitement climatérique est inefficace. La règle doit être, non d'hiverner à l'étranger, mais de s'y fixer un nombre d'années variable pour chaque cas particulier. Le malade doit savoir que toute espérance fondée sur d'autres bases, est vaine. Quand les tuberculeux, à chaque printemps, persistent à retourner chez eux, ces retours avec une santé simplement améliorée, ne sont que le prélude probable de la fin.

Si le lecteur veut bien se remémorer les diverses formules relatives au mode d'action et aux effets bienfaisants du traitement climatérique, il verra que les voyages sur mer en remplissent, peut-être mieux que tout, les principales indications et qu'ils soulèvent le moins d'objections. Toutefois ils sont généralement défectueux, en ce qui concerne la dernière indication posée : leur durée est trop courte, et l'amélioration habituelle qu'ils procu-

rent, n'a pas le temps de se transformer en une guérison complète.

La question du déplacement, réside en dernier ressort, dans les effets bienfaisants du traitement climatérique. Son importance est très grande. Les anciens médecins avaient pour devise : « *In morbis longis, solum
vertere conducit.* » Tout observateur est frappé du bénéfice réel, souvent inespéré, qu'entraîne le changement
d'air dans les maladies chroniques, et en particulier
dans la phtisie. Son influence est non seulement morale,
mais physique, et ces deux états réagissent favorablement l'un sur l'autre. Les objets nouveaux auxquels on
s'intéresse, ont pour résultat la mise en jeu des forces
intellectuelles et physiques. Un nouveau genre de vie,
rend impossible le retour aux anciennes habitudes nuisibles. Un changement de régime stimule l'appétit, facilite la digestion chancelante, et ramène le sommeil,
grâce aux exercices entraînant le sain fonctionnement
des muscles.

Un côté de cette question du traitement climatérique
a presque, sinon entièrement, échappé à l'observation.
Je veux parler de la relation qui existe entre le climat où
le malade a contracté son mal, et celui auquel il va demander le soulagement ou bien la guérison. Certaine
relation existe entre ces deux climats, cela ressort parfaitement de nos connaissances. Il peut y avoir des climats « complémentaires », destinés à la cure d'affections
contractées dans des régions déterminées. L'expérience
quotidienne de certains sanatoria, apprend que les malades de tel pays empirent, alors que ceux de certains

autres, s'améliorent. Ici sans doute divers éléments interviennent : le tempérament, le régime, les habitudes, etc..., mais on conçoit moins bien que ces faits puissent s'expliquer par une sorte de rapport entre les climats. Bien des contrées, — la Tasmanie, par exemple — ont acquis une grande réputation dans le traitement des maladies, conséquences d'un long séjour dans les Indes. Là encore, il est probable qu'il existe un rapport naturel entre ces deux climats. Si semblable rapport était un fait scientifiquement établi, il ne résiderait pas dans le simple contraste des conditions météorologiques. En ce cas, nous n'aurions simplement qu'à envoyer le malade d'un climat chaud, dans un climat froid, ou d'un climat sec dans un climat humide et *vice versâ*. Il est certain qu'une telle formule ne peut être appliquée, en toute sécurité, sans l'intervention de plusieurs autres données. Cette question est à peine du ressort de la science, et les bases d'une généralisation font défaut ; mais elle a un très grand intérêt spéculatif, et il existe des faits sur lesquels on peut fonder des conclusions solides. Le point à déterminer, pour nous, serait de connaître, s'il existe, le climat complémentaire des Iles Britanniques. On ne connaît aucun climat qui puisse être désigné, et qui remplisse les indications voulues. Mais dans la confection des statistiques de plus en plus nombreuses sur les résultats de la climathérapie, le principe des climats complémentaires, mérite d'entrer en ligne de compte.

CHAPITRE TROISIÈME

Aperçu général des principaux sanatoria pour la phtisie (1).

Il n'existe pas de classification satisfaisante des climats. Aucune n'est possible. La latitude, l'altitude, la proximité de la mer, les vents dominants créent des conditions si diverses et souvent si contradictoires, qu'une classification, basée sur un principe unique, ne saurait englober tous les cas. La latitude est, somme toute, l'élément le plus important, mais ne nous donne qu'une mesure vague de la moyenne thermique d'un climat déterminé, et nous laisse sans renseignements sur l'état hygrométrique. En outre l'altitude peut modifier totalement les effets de la latitude. Le voisinage de la mer, crée un climat plus ou moins marin que caractérise la tendance à l'égalité thermique, mais ce caractère ne constitue pas une mesure thermométrique ou hygrométrique. L'élévation au-dessus du niveau de la mer, ne donne pas le chiffre moyen de la température ou de la

1. L'auteur a tiré profit pour la rédaction de ce chapitre de l'excellent travail d'Hermann Weber, publié dansla série de Ziemssen. Il est heureux de le reconnaître.

pluie, qui sont soumises aussi à l'influence de la latitude et des vents dominants. C'est ainsi que dans telle région à 3,000 mètres on trouve la neige perpétuelle, et que dans telle autre de même altitude la végétation est constante. On rencontre de même une grande sécheresse ou une humidité excessive à des hauteurs correspondantes (1).

Aussi toute classification climatologique basée sur les caractères météorologiques seuls, est hérissée de difficultés et continuellement en défaut. La médecine pratique tirerait plus de profit d'une classification raisonnée, dressée d'après les effets physiologiques. D'où nous avons pensé à diviser les climats en :

A. — *Toniques et débilitants*, selon qu'ils tendent à augmenter ou ralentir la nutrition et,

B. — *Stimulants et sédatifs*, selon qu'ils tendent à exciter ou calmer le système nerveux.

Cette classification si séduisante, ne supporte pas une analyse rigoureuse. L'air de la mer est ordinairement tonique, celui des montagnes l'est davantage. Malgré cela leur influence sur l'organisme est jusqu'à un certain point opposée, et une classification tenue de les grouper ensemble, ne peut avoir grande valeur scientifique. Il est tout aussi évident qu'on ne peut établir de relation sûre entre les effets d'un climat, sur le système nerveux et ses effets sur les fonctions de nutrition. Étant donné un climat qui stimule l'activité nerveuse, il est probable qu'il stimulera également l'activité nutritive,

1. Davos et Bogota en sont des exemples.

si du moins le malade est en état de supporter la stimulation nerveuse. Car autrement cette stimulation nerveuse n'aboutira qu'à l'insomnie, à l'irritabilité et par
suite à la détérioration nutritive. Ici comme dans la pratique nous sommes embarrassés par l'idiosyncrasie individuelle et entraînés à juger des climats, comme des
médicaments, non d'après des lois rigoureusement défi-
nies, mais d'après leurs effets dans un certain nombre
de cas.

Une classification logique n'étant pas possible, force
est de nous contenter d'une classification moins litigieuse.
Aussi pourrons-nous diviser le climat en :

1° *Climat océanien ;*

2° *Climat marin ;*

3° *Climat des déserts et des plaines ;*

4° *Climat des hautes altitudes.*

Nous laissons de côté les variétés climatériques im-
propres à la phtisie. Plus loin nous étudierons avec soin
chaque variété de climat. Pour le moment nous note-
rons brièvement leurs caractères généraux et leurs contrastes.

I. — Par climat océanien il faut entendre celui de la
haute mer, dont on ne peut parfaitement jouir que sur
un navire, mais qu'on peut trouver à peu près dans les
îles. Il diffère essentiellement du climat marin, désignation sous laquelle on doit comprendre le climat du littoral, qu'on trouve d'ordinaire sur les bords du continent
ou des grandes îles. Le climat océanien est avant tout
égal, aussi bien sous le rapport de la température que
sous le rapport de l'état hygrométrique, tandis que le

climat marin, influencé alternativement par les vents de
la mer et de la terre, et placé aux confins de la mer et de
la terre ferme, est soumis à des oscillations fréquentes
de la température et de l'humidité. Sans aucun doute,
le climat marin comparé à celui des plaines est égal ;
l'amplitude des oscillations y est courte, tandis que pour
le second elle est grande ; mais il est difficile de soute-
nir la notion vulgaire de la grande stabilité climatérique
des bords de la mer. Les brises constantes, venues
de régions donnant les caractères les plus variés, démontrent amplement l'infériorité du climat du littoral
(en ce qui concerne l'uniformité) sur celui de la haute
mer, dont les vents sont toujours des brises marines,
chargées d'humidité et imprégnées des mêmes éléments.
Ainsi s'explique (fait qui a frappé tous les observateurs)
comment le séjour au bord de la mer est souvent inutile ou même nuisible, dans des cas qui bénéficient d'un
voyage en mer.

II. — Les sanatoria maritimes pour la phtisie furent
les premiers populaires et sont encore les plus nombreux. En Angleterre nous avons Ventnor, Bournemouth, Torquay, Hastings, Grange, Rothesay, Queenstown et Glengarriff. Sur le continent on trouve les stations connues et fréquentées de Cannes, Nice, Menton,
San-Remo, Bordighera, Hyères, Biarritz, Arcachon,
Castellamare, Sorrente, Valence et Catane ; en Corse,
Ajaccio. Malte appartient à cette catégorie. Sur la côte
Nord de l'Afrique, plusieurs sanatoria marins jouissent
en ce moment d'une grande faveur : Alger, Oran, Tanger, Mogador. Plus au Sud, Madère et Orotawa dans

l'île Ténériffe appartiennent au même groupe. Au Sud de l'Afrique, il n'existe pas de bonne station marine. En Australie, les meilleures résidences sont Hobart et Launceston en Tasmanie, les ports de Gippsland et le district de l'Illawarra de la nouvelle Galle du Sud, et Napier et Nelson dans la Nouvelle-Zélande. Dans l'hémisphère Ouest, nous avons les côtés de la Floride, Nassau dans les îles Bahamas, les Bermudes, et Monterey, Santa Barbara, et San Diego en Californie.

Evidemment ce groupe comprend des stations totalement hétérogènes, ce qui démontre bien, la difficulté de grouper les climats d'après un principe unique de classification. Ces diverses stations offrent les degrés les plus variables de température et d'humidité, et diffèrent profondément dans leurs actions physiologiques. Cependant tous ces sanatoria, étant situés au niveau de la mer, l'altitude n'entre pas en jeu pour influer la température ; et leur latitude respective nous donne la mesure exacte de leur degré relatif de chaleur. Parmi les stations chaudes il faut grouper les ports de la Riviera, les îles de la Méditerranée, les sanatoria du Nord de l'Afrique, de la Floride, du Nassau et les ports de la Californie, Madère et Ténériffe, et le district de l'Illawarra en Australie. Il faut considérer comme appartenant au groupe tempéré, tous les sanatoria maritimes des Iles Britanniques, ceux de la Tasmanie et de la Nouvelle-Zélande. Au point de vue pratique, il n'existe pas de stations maritimes froides à utiliser ou recommander dans la phtisie.

Sous le rapport de l'humidité nous trouvons également une grande diversité parmi les sanatoria maritimes. Quelques-uns sont très humides, comme Rothesay, Queenstown, Torquay, Madère, Nelson. D'autres n'ont qu'une humidité modérée : Alger, Tanger, Ajaccio, Palerme. D'autres sont connus par leur sécheresse relative : les stations de la Riviera, Castellamare, Sorrente, Malaga, Valence, Mogador, Santa-Barbara. Les stations marines les plus sèches sont celles des côtes de la Californie.

On peut apprécier l'action physiologique de ces stations marines d'après cette grande loi : les stations chaudes et humides sont les plus sédatives, les stations tempérées et humides sont légèrement sédatives, et les stations sèches et chaudes sont plus ou moins toniques.

La vogue des stations marines, autrefois sans égale, encore grande de nos jours, semble légèrement décliner en présence des nouvelles tendances médicales, qui considèrent les résultats de ces stations dans le traitement de la phtisie, comme inférieurs à ceux des sanatoria de montagnes, des résidences sèches de l'intérieur, et des voyages en mer. La vérité est que dans beaucoup de cas les stations marines sont réellement inférieures à un séjour prolongé à bord d'un navire long-courrier. Leur vieille réputation, leurs aménagements amples et souvent luxueux, le patronage des médecins et de la mode, aident à maintenir leur situation et leur popularité actuelles.

III. — Climats des déserts et des plaines.

Nous avons des exemples de cette variété en Égypte, dans l'intérieur de l'Algérie, dans l'Etat Libre d'Orange, les plaines de l'Australie, telles que la Riverina et le Darling Downs, et les divers districts des Etats dans l'Ouest de l'Amérique du Nord.

Ce groupe est plus homogène que celui des sanatoria marins. L'absence de montagnes, l'éloignement de la mer, lui confère un degré de sécheresse supérieur, à celui des stations du groupe précédent. La température varie beaucoup selon la saison, et les oscillations diurnes sont considérables. L'air sec, et un ciel sans nuages, impliquent toujours des journées chaudes et (conséquence d'une radiation énergique) des nuits froides. Cette instabilité thermologique des stations des plaines intérieures, est leur principal inconvénient, de même que leur sécheresse est leur principal avantage. Ces sanatoria possèdent à un haut degré, un air pur, conséquence de l'éparpillement de la population, et de l'action inhibitoire d'une atmosphère sèche, et d'un soleil chaud sur les matières putrescibles.

L'impossibilité d'un aménagement confortable, est l'obstacle principal pour recommander les plaines et les déserts. Le phtisique peut difficilement prendre part à la vie nomade des Bédouins de l'Arabie, à la vie errante des Kirghiss des steppes russes. Les trains et les voitures ne roulent pas dans le Sahara, l'installation d'hôtel dans le désert Australien, où la prairie Américaine ne saurait satisfaire, même le malade le moins exigeant. Cependant nous ne devons pas renoncer aux avantages incontestables d'une île sèche ou d'un désert, sous prétexte qu'on n'en peut jouir confortablement. En Algérie, il est habituel de camper dehors, pendant plusieurs mois, sans désagrément comme sans dangers. Celui qui peut se permettre de voyager à la manière des Bohémiens dans une grande voiture-habitation, joint l'agrément et l'imprévu, à la recherche de la santé. Un voyage sur un petit bateau à voile égyptien, aux cataractes du Nil est une manière luxueuse d'atteindre le but poursuivi, et la vie de riche colon dans un petit hameau de l'intérieur de l'Australie, est très acceptable pour ceux qui y trouvent les moyens de reconquérir la force et la santé.

IV. — Climat des hautes altitudes.

Les principaux sanatoria de montagnes actuellement utilisés contre la phtisie, sont ceux des Alpes, des montagnes Rocheuses et des Andes. Nous étudierons plus tard, complètement leurs caractères météorologiques et leurs usages thérapeutiques.

Nous allons esquisser les différences de l'action physiologique de ces quatre types de climat, bien que les documents fassent défaut, pour donner à cette esquisse la rigueur scientifique, et que l'intervention de l'idiosyncrasie individuelle modifie plus ou moins profondément toute affirmation sur ce sujet.

En premier lieu d'après leur action sur les voies digestives :

A. — *Climats toniques.*

C'est-à-dire climat des hautes altitudes,

       climat océanien,

       climat du désert,

       stations maritimes.

B. — *Climats débilitants.*

C'est-à-dire stations marines humides.

Il semble paradoxal de grouper comme analogues dans leur action tonique, deux climats ainsi évidemment dissemblables, que ceux des hautes altitudes et de l'Océan (1).

L'exactitude de cette classification ne saurait cependant être douteuse; ces climats diffèrent si fondamentalement par des caractères météorologiques, de l'importance de la pression barométrique, de la température, de l'humidité, que leur action tonique ne saurait résulter d'un même facteur météorologique. Le climat des hautes altitudes est probablement tonique, grâce en quelque sorte à la stimulation exercée sur l'organisme par la raréfaction de l'air, tandis que l'Océan doit son action tonique à la brise, à la pureté de l'air, et aux émanations marines.

Il serait futile de chercher à déterminer lequel de ces deux climats est le plus tonique, l'idiosyncrasie étant ici incontestablement très puissante. Peut-être dans quelques cas particuliers, le climat de l'Océan est-il plus uniformément tonique, et le climat des altitudes plus puissamment tonique.

Le climat du désert et le climat marin sec, doivent leur tonicité, plus particulièrement à la sécheresse de l'air, qui provoquant la sécrétion cutanée, favorise ainsi indirectement, les échanges dans les tissus. Il est à re-

---

1. La différence entre l'air de la mer et l'air des montagnes a été tracée, avec talent, par le Dʳ Burney Yeo, dans le premier chapitre de son manuel sur les « *Stations de Santé* ».

marquer combien l'appétit et la digestion se maintiennent dans un climat sec, en dépit d'une forte chaleur, et combien ils subissent plus vite les variations hygrométriques, que les variations thermologiques. Les bûcherons de l'Australie consomment d'énormes quantités de viande animale, avec une température de 38° c. à l'ombre, sans souffrir des troubles dyspeptiques qui en résulteraient facilement, sous la chaleur humide des tropiques.

Les climats toniques si différents au point de vue météorologique, ont deux caractères communs, savoir :

a) La pureté de l'air.

b) L'abondance de soleil.

Il est inutile d'insister sur l'action favorable de ces deux qualités pour le bon fonctionnement du tube digestif. Tout climat dépourvu de l'une ou l'autre, ne saurait profiter d'une manière constante aux phtisiques.

Les stations marines humides tirent leur influence débilitante, en partie de leur humidité qui entrave les fonctions de la peau, en partie de leur insuffisance de lumière solaire, et dans quelques cas, de leur abri contre les vents. L'humidité n'est point par elle-même nécessairement débilitante, nous l'avons vu à propos du climat océanien, aussi dans le cas présent, d'autres facteurs entrent en jeu.

Cette analyse relative à l'influence tonique de certains climats, et de l'influence débilitante de certains autres, doit être complétée, en tenant compte d'abord de leur action sur le système nerveux (point que nous allons aborder), puis ensuite du genre de vie que comportent naturellement certains climats. Nous ne pouvons dans la pratique, séparer comme dans la théorie, l'action du climat sur le système nerveux et sur les fonctions digestives, et dans bien des cas la profession de l'individu est un élément qui modifie essentiellement toutes les lois abstraites.

De toutes ces considérations il ressort, que dans la phtisie nous préférons les climats toniques, comme loi générale de climatothérapie, ne nous rabattant sur les climats débilitants, qu'aux cas où pour un motif quelconque, les premiers sont inadmissibles. La note dominante du traitement, étant l'amélioration de la nutrition, les climats toniques sont aussi nettement indiqués, que les médicaments de même ordre. Leur contre-indication accidentelle se comprendra mieux, lorsque nous aurons passé en revue les principes sur lesquels repose la seconde grande classification des climats, au point de vue physiologique.

D'après leur influence sur le système nerveux nous divisons les climats en :

A. *Climats stimulants*, qui augmentent l'activité nerveuse.

B. *Climats sédatifs*, qui diminuent l'activité nerveuse.

Dans la première catégorie figurent :

 1° Le climat des hautes altitudes.

 2° Le climat des stations marines sèches.

 3° Le climat du désert.

Dans la seconde catégorie, ou sédative :

 1° Le climat marin humide.

 2° Le climat de l'océan.

De telle sorte que les deux classifications ne concordent pas, et que l'action climatérique sur le système nerveux, n'est pas identique à l'action climatérique sur les voies digestives.

Le climat des hautes altitudes est même plus nettement stimulant que tonique. En réalité, c'est là son action physiologique la plus importante, et la moins variable. Sa tendance tonique peut être enrayée par l'idiosyncrasie individuelle, ou par l'influence perturbatrice de la maladie. Mais, en ce qui concerne son action stimulante, il n'y a pas d'exceptions, elle est invariable. Peu importent les particularités du sujet ou les conditions de la maladie. Si la stimulation est trop grande, ou la susceptibilité individuelle extrême, l'irritabilité nerveuse en découle, avec ses symptômes habituels : excitation ou dépression, insomnie, troubles circulatoires, diminution du pouvoir digestif.

Les stations marines sèches, et les sanatoria du désert, doivent leurs propriétés stimulantes à la sécheresse de l'air et à l'abondance de lumière solaire. Plus l'air est sec et le soleil brillant, plus la stimulation est grande. Toute augmentation du degré hygrométrique, ou bien toute circonstance locale protégeant de la lumière et de la chaleur, tend à diminuer l'action stimulante.

Le climat des stations marines humides, telles que Torquay ou Madère, possède une action nettement sédative, qui apaise l'irritabilité, la toux nerveuse, etc.

Les effets du climat océanien, sur le système nerveux quoique un peu incertains, sont en général plutôt sédatifs que stimulants. L'insomnie et les autres troubles nerveux fréquents au début d'un long voyage, sont plus probablement dus aux conditions nouvelles de l'existence à bord, aux bruits inusités de la nuit, au chagrin de la séparation, etc., qu'à l'influence marine. Après la première semaine, survient un sommeil profond, avec les autres signes de l'apaisement du système nerveux. Ici apparaît un des nombreux points de contraste des deux climats les plus efficaces pour la phtisie, c'est-à-dire, le climat de l'océan et le climat des hautes altitudes. Tous deux sont essentiellement toniques, mais celui-ci est surtout stimulant, et celui-là moins stimulant, sédatif même. Il est inutile d'insister sur les déductions qui résultent de cette distinction.

Le peu de valeur de toute classification physiologique, provient de ce qu'il n'existe pas deux sanatoria ayant des conditions identiques, et que l'intervention de tel élément météorologique peut modifier ou annuler les effets de tel autre. Dans l'étude précédente on n'a tenu aucun compte du vent, facteur très important et qui ne doit pas être oublié. Un climat venteux est *pro tanto* stimulant bien que par un fait bizarre, le plus stimulant de tous les climats, celui des hautes altitudes, soit aussi le moins agité par les vents. Dans ce cas particulier, la stimulation s'explique différemment. [Il y a lieu d'insister sur ce fait, que tout climat exposé aux vents, convient rarement aux phtisiques, et que l'action stimulante ainsi produite ne peut que rarement leur être profitable. La fréquence des vents est un des inconvénients les plus graves de quelques sanatoria, excellents à d'autres égards, tel que Biarritz, la Riviera, l'Engadine, etc. (1).

1. [La littérature médicale est encore mal fixée sur l'*anémologie* des stations, les documents sérieux et de longue haleine faisant presque entièrement défaut. Les conclusions par analogie fourmillent dans les publications, et sont la source de nombreuses erreurs. Mieux peut-être que pour les autres éléments météorologiques, certaines dispositions de topographie locale, peuvent soustraire un lieu déterminé, à la formule anémologique de toute une contrée. Tels par exemple, les vents violents qui tourbillonnent au fond du golfe de Gascogne, peuvent ne pas atteindre certains points du littoral, entre autres la station hivernale blottie dans la forêt d'Arcachon. La topographie locale explique cette heureuse anomalie. En effet entre le Sanatorium forestier et le fond du golfe, se dresse une double chaîne de dunes parallèles au rivage, les plus hautes de France, leur altitude mesurant jusqu'à 100 mètres. Cette protection est rendue plus efficace encore par l'épais rideau de pins maritimes, droits et hauts qui couvrent la crête aussi bien que le flanc de ces dunes].

[Ne savons-nous pas en effet, l'observation est ici confirmée par l'expérimentation (voir travaux de Piche, *in Cosmos*, 11 janvier 1890) que le vent suit une marche différente selon qu'il rencontre une colline, nue ou boisée. Dans le premier cas, le courant d'air heurtant le flanc de la colline, glisse sur ce flanc, remonte vers le sommet dont il suit le contour pour redescendre le long du flanc opposé, balayant ainsi toute la colline et toute la vallée. La rencontre d'un bois modifiera entièrement la trajectoire du vent, qui arrivé au sommet, au lieu de le contourner pour descendre sur l'autre flanc, remonte directement vers les couches supérieures de l'atmosphère, laissant dans le calme le plus complet tout un côté de la colline. Faute d'avoir tenu compte de ces diverses considérations, et dans l'ignorance des conditions topographiques locales, on a pu incriminer le climat d'Arcachon, à ce point de vue, contrairement aux constatations de Pereyra, de Mess, de Hameau et des miennes. L'auteur n'est point tombé dans cette erreur. Il parle avec raison du « bon abri » qu'Arcachon offre aux phtisiques (voir chapitre XII). Cette station doit figurer parmi les stations littorales de

De ce qui précède, il résulte clairement que les climats offrent des ressources aussi variées que les médicaments. L'application scientifique de leurs propriétés exige la connaissance parfaite de leurs effets physiologiques, et de leur adaptation exacte à la constitution du sujet et aux divers types de la maladie.

Dans les chapitres qui suivent l'auteur traite exclusivement des sanatoria et des règles climatothérapiques dont il a l'expérience personnelle. La priorité est accordée aux climats d'altitudes, à raison de leur nouveauté et de leur importance. Puis viennent les voyages sur mer, dont la valeur est indiscutable. L'Australie et ses colonies voisines sont étudiées ensuite, comme terme naturel du voyage en mer. La Californie, le Cap, l'Algérie, le sud de la France et les sanatoria anglais complètent le volume.

la France, les mieux abritées. Après dix années d'observations continues et rigoureuses, il m'est possible d'affirmer que les *journées non médicales* à cause du vent sont rares].

CHAPITRE IV

Les sanatoria de montagne.

Le plus notable progrès du siècle, dans le traitement
de la tuberculose pulmonaire, est sans contredit la faveur
rapide auprès du public et du corps médical, des sanatoria des hautes altitudes. Non seulement les résultats obtenus à Davos et ailleurs sont excellents en eux-
mêmes, mais ils ont réagi et produit leurs effets contre
les nombreuses erreurs relatives à la phtisie, acceptées,
et mises en pratique avec leurs conséquences fatales par
la génération passée. On a cru longtemps que le froid
était nuisible aux tuberculeux, et la chaleur bienfaisante;
que l'exercice était dangereux, et le repos nécessaire afin
de prévenir les hémorrhagies; qu'une fois l'affection déclarée, il y avait lieu d'abandonner affaires et plaisirs ;
de mener une vie de réclusion et de malade. Aussi le
tuberculeux était-il condamné au confinement dans des
chambres chauffées, à l'inactivité physique et morale, à
une série de médicaments sédatifs de la toux, au prix de
la diminution de l'appétit, et d'une nutrition défectueuse.
Avec nos connaissances actuelles, nous ne saurions nous
étonner que des idées aussi erronées, aient eu pour conséquence la désespérance et la mort. L'expérience ac-

quise à Davos, a complètement réfuté toutes ces erreurs, tous ces sophismes sans fondement. Elle a démontré que le tuberculeux pouvait supporter un froid excessif, que sous certaines précautions, il pouvait se livrer
au patinage, aux courses en traîneau et autres exercices
violents, non seulement avec impunité, mais avec profit;
qu'en un mot, le meilleur moyen de combattre la tuberculose est de la traiter non comme un processus inflammatoire lié à la pneumonie ou à la bronchite, mais
comme le résultat de la misère physiologique à combattre par des méthodes toniques et fortifiantes, et par des
mesures propres à favoriser la nutrition. Quelle que
soit la manière dont on envisagera plus tard le mode
d'action et la valeur du traitement par les hautes altitudes — son danger actuel n'étant point d'être délaissé
plus longtemps, mais bien plutôt d'être appliqué à tort
et à travers — il est certain que le renversement des
vieilles traditions relatives à la phtisie est un bénéfice
sérieux, que ne sauraient vraisemblablement détruire
des recherches ultérieures.

Le climat de montagnes n'est susceptible d'aucune définition précise, ses caractères variant avec la latitude et
l'altitude. Si nous prenons la flore comme indice des
conditions météorologiques, nous trouvons une végétation semblable tantôt à 600 tantôt à 1.500, et tantôt à
2.400 mètres. Dans le sanatorium bien connu de Görbersdorf en Silésie, situé à une altitude de 550 mètres,
nous trouvons un type de végétation analogue à celui
des Alpes, pour des altitudes de 1.200 à 1.500 mètres,
une différence relativement légère de latitude contreba-

lançant ainsi un écart considérable d'altitude. Sur les Alpes, par 45° de latitude N. la limite inférieure des neiges éternelles est environ à **2.734** mètres, tandis que par **28°** de latitude N. la neige reste très peu de temps sur le superbe pic de Ténériffe qui perce la nue à une hauteur de **3.650** mètres. Il est impossible de poser des lois précises, mais dans un but thérapeutique, on a coutume de considérer qu'à la latitude des Iles Britanniques, on ne peut obtenir les effets caractéristiques de l'altitude sur la phtisie, à moins d'une élévation de **450 à 600** mètres. Dans les Alpes cette limite monte à **1.520** ou **1.830** mètres, et dans les régions équatoriales à **2.740** ou **3.660** mètres. Görbersdorf en Silésie (**550** mètres), Davos dans les Alpes (**1.560** mètres) et Bogota dans les Andes (**2.740**) peuvent être considérés comme représentant les trois types de climats de montagne. Nous n'avons pas de stations de montagne proprement dites, dans les Iles Britanniques, c'est-à-dire de stations où la qualité distinctive de l'air des montagnes — la raréfaction — se rencontre, à un degré suffisant, pour produire un effet thérapeutique défini.

Les caractères ordinaires du climat de montagne sont les suivants : augmentation de la raréfaction de l'air en raison directe de l'altitude, grande pureté de l'atmosphère, et absence de tout contage organique, grande quantité d'ozone, ample radiation solaire, abondance de lumière, absence de brouillard. L'humidité est très variable. Plusieurs des bas plateaux des Alpes sont, constamment plongés dans un bain de vapeur, tandis que dans les hautes Alpes, pendant l'hiver, la pluie est pres-

que inconnue, la neige relativement rare, et l'air tellement sec que la putréfaction est presque entièrement
arrêtée. L'humidité des stations de montagne est sous la
dépendance principale du caractère et de la direction
des vents dominants, et de la configuration locale. De
même que l'Océan est le grand dispensateur des pluies,
de même les montagnes en sont les grands aimants.
Mais comme la température décroît avec l'altitude, et
que le pouvoir de l'air de tenir la vapeur d'eau en sus-
pension diminue, en raison directe de sa température, le
climat de montagne a plus de tendance à la sécheresse
qu'à l'humidité. Les montagnes causent d'abondantes
averses dans leur voisinage immédiat, mais sont souvent
elles-mêmes, remarquables par la sécheresse de leur
atmosphère.

Le brouillard est aussi un élément variable dans les
climats de montagne. Il flotte sur les chaînes peu élevées, mais au-dessus de cette zone, il n'est pas rare de
voir briller un ciel presque sans nuages.

Le vent est également variable, et dépend de conditions autres que l'altitude. Il est en raison inverse de
l'abri local ; aussi les stations de montagne pour la
phtisie, sont-elles surtout choisies à raison de cet avantage inappréciable.

La température varie, bien entendu, d'après l'altitude et la latitude ; mais elle est toujours plus basse que
dans les plaines. A Davos, le thermomètre descend souvent au-dessous de zéro, tandis qu'à Bogota la température moyenne est de 14 c. avec des variations sans
importance. Dans la première, l'hiver est caractérisé

par la prédominance de la gelée, de la neige et des grands froids ; dans la seconde, les conditions climatériques sont celles d'un printemps humide et doux.

La liste déjà longue des sanatoria de montagne, augmente de jour en jour. Les trois principales régions sont : les Alpes — comprenant les établissements bien connus de Davos, Wiesen, Saint-Moritz et la Maloja — les montagnes Rocheuses, avec Manitou, Denver et Colorado Springs — les Andes avec Bogota, Quito, Jauja, Huancayo et Arequipa. L'expérience de l'auteur ne portant que sur les sanatoria des Alpes, il traitera d'eux plus particulièrement. En outre des stations précitées, il en existe beaucoup d'autres, d'une altitude plus ou moins grande, qui tirent leur utilité, en partie du moins, de leur élévation. Tels Görbersdorf en Silésie (550 mètres) Hammam R'Ihra en Algérie (660 mètres) et Mount Victoria dans la Nouvelle-Galle du Sud (1.220 mètres).

Parmi les hauts sanatoria des Alpes, Davos occupe facilement le premier rang. La réputation conquise par ce petit village alpin, donna en Europe la première impulsion à la cure de la phtisie par le climat de montagne. Il conserve encore sa popularité, et sa prééminence des premiers jours. Il y a vingt ans, Davos était une des vallées les plus désertes des Alpes, avec une population d'à peine cent habitants; rarement, sinon jamais visitée par les touristes, qui trouvaient peu d'attraits dans son paysage sombre. Aujourd'hui la vallée s'enorgueillit d'une population hivernale de 3.000 âmes (dont moitié de malades) avec six ou sept grands hôtels, et plusieurs de second ordre, et neuf ou dix médecins résidants (1887). Sa valeur en tant que sanatorium fut découverte par un médecin allemand, tandis que les écrits de l'éminent poète et critique M. John Addington Symonds, révélèrent cette station au public anglais. La vogue en fut rapide, et ne saurait être amoindrie, d'après les auteurs compétents, que par la diminution fatale de cette parfaite pureté de l'air, à laquelle Davos doit la plus large part de sa réputation.

Le climat de Davos, se caractérise principalement par : la raréfaction de l'air, une grande pureté de l'atmosphère, une humidité relativement faible, un air froid, une grande lumière, une forte radiation solaire, et l'absence relative de vents, de brouillards et de miasmes. Ces caractères sont plus ou moins communs à tous les établissements des Hautes Alpes, mais c'est à sa situation admirablement abritée, et au calme consécutif de son atmosphère que Davos doit son indiscutable supériorité sur toutes les stations rivales. La vallée, quoique singulièrement dépourvue de charme, est bien adaptée aux besoins des phtisiques. Ils ont besoin pendant leur hivernage, de soleil et d'abri contre le vent, deux conditions jusqu'à certain point incompatibles. Une vallée ouverte comme l'Engadine est sûre d'être balayée par le vent, tandis qu'une vallée profondément encaissée manquera de l'abondance voulue de soleil. Davos occupe un juste milieu admirable entre une mauvaise exposition et un abri exagéré. La vallée est protégée au Nord par le Davos Kulm, et finit au Sud dans la gorge étroite et tortueuse de la Landwasser, de sorte qu'aucun des forts courants d'air des vallées ne peut s'y produire. Ainsi protégé des vents, Davos reçoit abondamment le soleil, grâce á ce que la vallée est ouverte — d'une largeur variable de **800** à **1.600** mètres — et que le cercle environnant des montagnes, n'est ni trop élevé, ni continu. Les anciens auteurs ne connaissaient pas la prédominance du soleil dans les Häutes Alpes pendant l'hiver. Se basant sur une fausse analogie avec d'autres latitudes, ils pensaient, que les conditions atmosphériques régnantes devaient être le brouillard et l'absence de soleil. Le sommet du Ben Nevis peut être constamment enveloppé de nuages pendant l'hiver, mais il en est tout autrement de Davos. Pendant la cure hivernale le brouillard est presque inconnu, la pluie très rare, les nuages peu nombreux (1), et, à l'exception d'une neige accidentelle, le soleil brille avec éclat, pendant beaucoup de jours, dans les années favorables, même au plein cœur de l'hiver. On trouve à Davos une moyenne de six heures de soleil par jour, tout autant que sur les plages de la Riviera. Il paraît presque incroyable, qu'avec une température descendant à l'ombre, au-dessous du point de congélation, les malades puissent, avec une sécurité parfaite, s'asseoir sur un balcon bien exposé; que quoique enveloppés de fourrures, ils aient besoin de se garantir du soleil, et qu'ils puissent souffrir de la chaleur, alors que la vapeur d'eau expirée se congèle sur les moustaches. Telles sont les anomalies apparentes de Davos. Cela démontre combien il est faux d'attribuer à un

1. Dans une lettre en date du 10 février 1887, adressée à l'auteur, M. Symond dit: « Nous avons eu plus de quatre semaines sans un nuage le jour ou la nuit. »

climat, les résultats tirés de l'expérience d'un autre. La
sécheresse de l'air, transmettant sans les absorber les
rayons solaires, explique les faits précités ; de telle sorte
que la peau du malade reçoit toute l'intensité des rayons
solaires, pendant que l'air ambiant est à une température au-dessous de zéro. Il est bien évident que le malade, à condition d'être bien protégé du froid ambiant,
peut jouir de la chaleur radiée, tandis que tout, autour
de lui, est recouvert de glace et de neige. Au Groënland
le goudron fond sur les navires, quoique le thermomètre à l'ombre, marque plusieurs degrés de glace —
exemple de la même loi physique. Il est important de
même, de se rappeler que l'air sec, étant mauvais con-
ducteur de la chaleur, ne tend pas à diminuer de perte
de calorique à la surface du corps. Pour que le malade
puisse bénéficier de ces circonstances météorologiques
spéciales, la parfaite tranquillité de l'atmosphère est
indispensable, car les courants d'air d'une basse température, rendraient forcément le froid très rigoureux. Fort
heureusement un calme profond est la règle, en hiver,
à Davos. C'est à peine si pendant une série de jours et
de semaines, il passe un souffle capable de faire osciller
le sommet des pins ou de dévier la colonne de fumée, qui
monte verticale, vers le ciel. La nature hiberne et jouit
d'un grand calme, tandis qu'un brillant soleil, un ciel
sans nuages, le blanc manteau neigeux des pics et de la
vallée, constituent un tableau d'une rare beauté. Tel est
Davos, sous son meilleur aspect. Dans ses plus mauvais
jours, ce sanatorium peut être très désagréable, mais
pour être juste, il faut prendre une moyenne raisonnable.

Les chiffres publiés, de temps en temps, relatifs à la proportion des beaux jours, ensoleillés et sans nuages à Davos sont un peu sujet à caution, et ne sauraient être acceptés sans réserve. Evidemment, les saisons varient dans des limites assez larges, et les mauvais hivers ne sont pas aussi rares qu'on l'a cru généralement. Néanmoins quand on peut trouver une bonne moyenne, on acquiert la certitude que la proportion des journées belles, fortifiantes et agréables, est très élevée, et que sous ce rapport, Davos compte peu de sanatoria qui lui soient supérieurs.

Il suffit de mentionner la raréfaction de l'air, l'élément thérapeutique le plus caractéristique de Davos. Les oscillations barométriques varient de trente à trente-trois millimètres.

La grande pureté de l'air des hautes altitudes — d'une importance thérapeutique moindre que la raréfaction (1), — dépend de l'éparpillement de la population,

1. [Pour nous, l'élément primordial, en climatothérapie, la condition essentielle, est la pureté de l'air, qui prime tout, qui joue le rôle capital aussi bien dans la cure des hautes altitudes, que dans les voyages sur mer, ou dans les stations sèches des plaines et des déserts. Si les résultats fournis dans la tuberculose par la montagne et par la mer, sont presque de tous points comparables, et presque équivalents, c'est que l'une et l'autre possèdent à un très haut degré ce caractère commun et primordial de la pureté de l'air. Les travaux de Miquel ont fourni les preuves les plus formelles de l'incompatibilité des altitudes et de l'atmosphère marine avec la vie du microbe. Sur la montagne, sur la haute mer, plus de poussières organiques, plus de microbes, plus de ferment; de l'air pur. A cette action *biologique* d'une atmosphère pure, viennent s'ajouter des actions *mécaniques*, secondaires, sous la dépendance des divers

de l'absence des sources ordinaires de la contamination atmosphérique, et de l'action du froid empêchant la putréfaction. L'accroissement rapide du nombre des malades, des hôtels, des maisons, etc., à Davos, est sans contredit, une sérieuse menace de danger pour la pureté de l'air. Nous sommes ainsi conduits à examiner la plus brûlante des nombreuses controverses soulevées à Davos : la question de l'agglomération. M. Symonds jeta

éléments météorologiques, dont le rôle est loin d'être négligeable. Peut-il être donné une autre interprétation des faits démontrant qu'un malade dans de bonnes conditions de santé générale et avec des lésions circonscrites, à peine dessinées, retire un aussi grand bénéfice de la mer que de la montagne, et réciproquement? La prophylaxie de la phtisie n'est-elle pas réciproquement aussi puissante sur mer que sur la montagne ? Comment donc interpréter ces faits, qui se passent dans des régions aussi dissemblables, quant à la pression barométrique, quant à la raréfaction de l'air, sinon en attribuant les effets obtenus à leur caractère commun, mais capital à nos yeux, la pureté de l'air?]

[La pureté de l'air n'est pas l'apanage de l'altitude.— Geddings (*New-York, med record.* oct. 1888) reconnaît que l'altitude n'est pas la condition principale de l'air pur. Selon lui, la sécheresse de l'atmosphère en détermine la pureté. Aussi préconise-t-il les régions de la Caroline du Sud, de la Géorgie, et le pays d'Aiken, qui jouissent d'une extrême sécheresse. Il base son dire sur deux ordres de faits. Dans un hôtel habité par des phtisiques, aucun cas de contagion ne s'est déclaré sur les dix nègres qui depuis dix ans battent les tapis, les tentures, les meubles des chambres, tandis que de nombreux cas de contagion se sont produits parmi les blanchisseuses qui lavent les mouchoirs remplis de crachats, la contagion se produisant chez ces dernières parce qu'elles travaillent dans un air humide et froid].

[Nous pouvons répondre que la pureté de l'air n'est pas en raison directe de la sécheresse, car nous savons que l'atmosphère la plus pure, celle de l'océan, a un degré hygrométrique élevé].

le premier cri d'alarme à ce sujet, et sa manière de voir est partagée par le Dr Ruedi, M. Arthur William Waters et plusieurs autres écrivains. A première vue, le visiteur doute des dangers de cette agglomération, dans une vallée de 48,270 mètres de long, sur 800 mètres de large, dont la population n'excède pas 3.000 âmes. Mais en pesant les particularités du climat de Davos, on comprend que ces craintes sont loin d'être chimériques. Les raisons pour lesquelles, malgré sa population disséminée, la station est menacée des dangers de l'agglomération, sont les suivantes :

1. La stagnation de l'air pendant l'hiver, et l'accumulation consécutive des produits de combustion, des particules putréfiées.

2. La grande quantité de combustible, employée à raison du froid.

3. La nature des maladies, chaque tuberculeux étant par lui-même un foyer de contamination atmosphérique.

4. La difficulté d'une ventilation parfaite, à cause du froid.

5. La pulvérulence des crachats, facilitée par la sécheresse de l'air, et leur dispersion consécutive.

6. La présence de nombreux bestiaux, et l'accumulation de leurs déjections.

Après cette étude des conditions météorologiques de Davos, considérons-en leur application spéciale dans la phtisie. La plus caractéristique de ces conditions, est la raréfaction de l'air — seul caractère important et commun, à tous les sanatoria de montagnes. Le premier effet de l'air raréfié sur les poumons, est de provoquer des inspirations profondes et complètes, favorisant ainsi l'expansion pulmonaire et assurant la résorption des produits morbides. Il est évident qu'une pareille activité respiratoire doit exercer une heureuse influence sur la phtisie. Les sommets du poumon, c'est-à-dire la partie la moins active en tant que fonction, est le siège de prédilection de la tuberculose. Ce fait nous montre clairement, que dans le traitement, nous devons chercher à favoriser l'activité et non le repos des organes respiratoires. L'activité respiratoire provoquée par la raréfaction de l'air, se traduit d'ordinaire par l'expansion manifeste du thorax. Le Dr Ruedi a dit à l'auteur que sur 600 tuberculeux observés à Davos, l'augmentation de l'amplitude thoracique s'est produite 584 fois.

En ce qui concerne la seconde et grande caractéristique du climat de Davos — la pureté de l'air — nous en avons déjà étudié si complètement l'influence, contraire à la genèse de la tuberculose, et l'heureuse action sur la marche de la maladie développée, qu'il suffit de la signaler.

La sécheresse de l'air est importante, à raison de ses tendances à empêcher les déchets malsains, et les complications pulmonaires, que pourraient occasionner les basses températures prédominantes.

Le froid aiguise l'appétit et pousse à ces exercices physiques de plein air, auxquels Davos doit beaucoup. Le patinage, les promenades en traineau, figurent parmi les amusements favoris, qui avec une bonne surveillance, contribuent à augmenter l'action tonique générale du climat. Ils ne doivent pas être pratiqués par ceux dont la santé est chancelante, la circulation altérée ou qui sont prédisposés aux hémorrhagies. C'est là une défense formelle, dont la négligence a jeté un discrédit immérité sur les jeux de Davos. Grâce à la pratique de ces exercices, la plupart des malades, sauf dans les cas désespérés, mènent à Davos une vie agréable. On rencontre dans les hôtels, bien des personnes en parfaite santé qui, ayant déjà visité les stations de montagne, y reviennent chaque année, pour y profiter des plaisirs et savourer l'air enivrant et léger des hautes Alpes.

Le grand nombre de jours ensoleillés dont jouit Davos, est important pour les phtisiques, dont il facilite l'exercice en plein air, stimule l'hématose et améliore le système nerveux.

Ces preuves suffisent à démontrer, que la cure climatérique de la phtisie par les hautes altitudes, n'est pas simplement une innovation arbitraire, mais qu'elle repose sur des faits positifs, et que son efficacité trouve son explication dans des faits certains. Lorsqu'il s'agit de déterminer à quelle catégorie de malades convient cette méthode, nous marchons sur un terrain d'autant moins sûr, que ce traitement est encore relativement nouveau, et que les résultats publiés n'autorisent pas à formuler des conclusions sûres et certaines. Toutefois, chaque année apporte son contingent de documents nombreux et nouveaux; et il serait désirable que le médecin connût la riche moisson de faits cliniques recueillis momentanément à Davos et ailleurs.

Avant de traiter cette question, nous devons signaler

une erreur manifeste. Certains auteurs n'établissent pas
une distinction suffisamment précise, entre les cas qui
ne réussissent pas à Davos, et ceux qui ne réussissent
nulle part. Pour préciser la question, il est utile de
savoir, que les cas justiciables de Davos sont les cas
chroniques, à lésion circonscrite, sans prédisposition héréditaire bien marquée, indemnes de complications vis-
cérales, avec intégrité des voies digestives et circulatoires, puisque ces cas bénéficient d'ordinaire de tout
climat à caractères météorologiques plus favorables à
la santé, que ceux du climat où la maladie a été con-
tractée. Nous devons serrer la question encore de plus
près, et sortir de ces généralités qui relèvent du pronostic général de la phtisie. Nous devons déterminer : *premièrement* dans quel cas on peut attendre de Davos, des
résultats plus nets que ceux de Menton, Alger, Madère
ou l'Egypte ? *deuxièmement* quels sont les cas susceptibles d'une aggravation, par le climat des hautes altitudes ? Examinons la dernière de ces questions, à laquelle nous pouvons faire une réponse plus précise.

Tous les auteurs s'accordent sur ce point qu'en aucun
cas, on ne devrait envoyer dans les montagnes, les malades à circulation affaiblie. Cet affaiblissement circulatoire est la première, comme la plus formelle des contre-indications ; la raison en est trop évidente pour né-
cessiter une démonstration. Les affections organiques du
cœur, telles que les maladies valvulaires, ne constituent
pas une contre-indication absolue. L'intégrité du muscle
cardiaque, et la suffisance de la compensation sont les
points importants. On peut conseiller à un malade at-

teint de lésion valvulaire bien compensée, d'essayer de Davos, alors qu'au cas d'affaiblissement du pouvoir circulatoire, sans lésion valvulaire véritable, on ne doit pas avoir recours aux stations de montagne. La dégénérescence graisseuse du cœur, est une contre-indication formelle.

Ensuite viennent parmi les contre-indications les plus importantes, les altérations séniles. Mais ce point particulier est intimement connexe à celui qui précède, puisque la dégénérescence artérielle, est probablement la raison principale, pour laquelle les vieillards se trouvent mal de leur séjour dans les Alpes. On doit ajouter à cela, que les vieillards sont fâcheusement impressionnés par le froid, et souvent ne peuvent ou ne veulent s'adonner aux exercices violents de plein air, hors desquels on n'obtient pas à Davos une amélioration réelle et satisfaisante.

La goutte et le rhumatisme constituent des contre-indications, dont on apprécie l'importance rien qu'en les signalant. Les affections organiques du système nerveux, l'hystérie, sont des obstacles à la mise en pratique des hautes altitudes, à cause sans doute, de l'action nettement stimulante du climat des Alpes.

Les cas avec dyspepsie marquée, ne peuvent être envoyés sans crainte à Davos, quoiqu'il existe différents degrés de dyspepsie, ne constituant pas une contre-indication formelle. En réalité, presque tous les cas de phtisie se compliquent de troubles digestifs plus ou moins récents, mais Davos n'est contre-indiqué que lorsqu'ils sont très prononcés et incurables. On a remarqué

que les malades atteints de diarrhée, peuvent être sou-
lagés de ce symptôme fâcheux par le refuge dans les
montagnes.

L'absence de sommeil est parfois fort ennuyeux au
début d'un séjour à Davos, mais presque toujours cet
inconvénient disparaît, et rarement sa persistance devient
la cause d'un départ forcé.

La dernière contre-indication à étudier, concerne cet
état particulier connu des médecins allemands sous le
nom de *constitution éréthique* ou *diathèse éréthique*. Il
est impossible de définir exactement cette expression,
mais tout médecin doit avoir une idée suffisamment nette
de ce que l'on entend par là. Le caractère principal
de cette constitution est une sorte d'irritabilité nerveuse
et circulatoire. Mais quelle que soit la définition exacte
de la diathèse éréthique — tout observateur devant se
former à son sujet une opinion individuelle — son existence est une contre-indication formelle du traitement
par les hautes altitudes. Les malades de cette catégorie
qui ont recours à Davos deviennent excitables, ne jouissent d'aucun repos, leur sommeil est troublé, leur appétit capricieux, leur pouls fréquent et faible. Ils se comportent mieux dans les plaines centrales ou à bord des
navires.

Considérons maintenant l'autre côté de la question, et
cherchons à quelles catégories de malades, la cure des
montagnes convient spécialement. En premier lieu, les
hautes altitudes sont, non-seulement palliatives, mais cu-
ratives, dans bon nombre de tuberculose pulmonaire au
début, avec lésions circonscrites et état général à peine

affaibli. Au dire des médecins de Davos, le taux des guérisons serait de 10 à 15 0/0, et quiconque visite la vallée, trouve de nombreux malades qui, arrivés avec une phtisie franchement déclarée, ont pu recouvrer la santé, ou tout au moins réussir à enrayer définitivement l'évolution de leur mal. Quelques-uns de ces convalescents regagnent la plaine et reprennent leurs occupations en toute sécurité ; mais le plus grand nombre est dans l'obligation de résider définitivement à Davos. Un point digne d'une étude attentive est de rechercher la proportion des guérisons pouvant être tenues pour réelles, et la proportion de celles qui ne sont dues qu'à un séjour continuel des convalescents au milieu des conditions climatériques et hygiéniques grâce auxquelles la cure a été obtenue. On constate que cette dernière catégorie constitue, sans contredit la plus forte proportion.

En dehors des guérisons proprement dites, les cas d'amélioration marquée sont très nombreux, mais les statistiques relatives à ce point, sont sujettes à erreur. Il résulte des recherches faites à Davos, que les exemples de malades repartis après peu de temps, sans aucun bénéfice, sont exceptionnels. Sans doute, un grand nombre viennent pour y mourir, et le cimetière de Davos se remplit rapidement, mais ce résultat sera forcé, tant que la science médicale n'aura pas l'exactitude suffisante, permettant d'exclure du traitement par la montagne, les cas qui n'en sont pas justiciables.

Les tuberculeux à « réaction torpide » sont les plus appropriés à Davos. En d'autres termes, on n'y devrait pas envoyer les malades incapables de suppor-

ter les conditions climatériques stimulantes qui prédominent. Cette indication est de toute évidence, elle constitue, après les indications tirées de la circulation, le
guide le plus important dans la sélection judicieuse des
cas. Il n'y a pas dans la pratique, de question plus importante, que de déterminer si tel cas comporte la stimulation, ou doit être traité par des moyens sédatifs. De
cette appréciation exacte dépend le succès thérapeutique
de toute une catégorie de maladies, et de la phtisie particulièrement. Mais la cure par les hautes altitudes, ne
peut entrer en ligne de compte, que dans les cas qui
conservent une certaine puissance réactionnelle.

Le Dr Ruedi a remarqué, que la phtisie avec hémorrhagies abondantes et lésions légères, se trouve admirablement bien à Davos (1). Ces cas bénéficient également bien d'autres climats.

Les vieilles pleurésies et les pneumonies non résor-
bées, forment peut-être avec la tuberculose, la catégorie
qui retire les plus grands succès des hautes altitudes.
Ces maladies se comportent à merveille à Davos, ce qui
ne doit pas nous surprendre, si nous nous rappelons que
la raréfaction de l'air favorise l'expansion des poumons,
et que les conditions climatériques générales sont stimulantes et toniques.

En règle générale, il faut que le malade ait conservé
une certaine vigueur, lui permettant de supporter le
froid, et de répondre aux effets stimulants du climat al-

____

1. Le traitement par les hautes altitudes dans les cas de phtisie
vulgaire, caractérisée par l'hémorrhagie, est étudié plus loin.

pin. Cependant toute formule hâtive sur ce sujet serait trompeuse, car, à n'en pas douter, des malades arrivés dans un état de prostration très prononcée s'accommodent et bénéficient d'un séjour à Davos. Néanmoins il n'est pas d'erreur plus regrettable, que de considérer l'air des hautes Alpes, comme un spécifique de la tuberculose pulmonaire même avancée. Bien des malades qui adoptent avec empressement tout traitement nouveau, plein de promesses, ont recours à Davos, dont ils s'exagèrent les vertus climatériques. Ils espèrent guérir, et même promptement. Il n'est donc pas surprenant de rencontrer parmi les malades de cette station, un certain nombre de désillusionnés, après quelques mois de séjour. En réalité ils se portent mieux, — la majorité du moins — mais l'amélioration est lente, et la guérison complète encore fort lointaine. Les malades soumis au traitement climatérique, doivent toujours être prévenus de la lenteur du processus réparateur, et de la nécessité d'un séjour prolongé dans le climat dont l'efficacité a été reconnue. Cette loi est aussi rigoureusement applicable aux hautes altitudes qu'aux autres climats. On doit également prévenir les malades que les vertus du climat alpin, ne sauraient sauvegarder des conséquences fâcheuses pouvant résulter soit d'imprudences, soit de la négligence des précautions dont le phtisique ne peut jamais s'écarter impunément. Davos a dû sa prompte renommée à la simplicité du genre de vie qu'on y mène, et à l'absence des tentations. Mais aujourd'hui, cette station a subi le sort habituel des stations en vogue, et fait afficher ses concerts, ses spectacles, ses bals et autres attraits mondains — comme si le phtisique devait rechercher de pareils plaisirs, et non s'en écarter avec soin, comme d'un piège.

L'aménagement de Davos est excellent. Les hôtels les plus fréquentés par la colonie anglaise, l'hôtel du Belvédère, d'Angleterre, Victoria et Buol, sont tous excellents, et la nourriture y laisse fort peu à désirer. En plein hiver les légumes verts et frais sont rares, mais sous d'autres rapports, les hôtels sont aussi bien approvisionnés que dans les stations les plus fréquentées.

Les inconvénients de la vie à Davos, ne sont ni si nombreux, ni si graves, qu'il semblerait à première vue. Les malades y supportent l'existence tout aussi bien que dans la plupart des autres sanatoria. Les appréhensions relatives à la réverbération de la neige, à la vivacité du froid, qui hantent les personnes sans aucune expérience pratique de ces climats, sont vulgaires ou purement chimériques. Le plus grand inconvénient est l'obligation de passer la majeure partie du temps dans des appartements artificiellement chauffés. Les jours sont courts, et quoique les malades audacieux s'aventurent impunément dehors après le coucher du soleil, beaucoup sont forcément cloîtrés durant dix-huit ou dix-neuf heures au moins, sur vingt-quatre. Cet inconvénient ne saurait être négligé, et son importance devient plus considérable encore, si les mauvais effets du chauffage par les poêles sont aussi réels que le pensent les autorités médicales — cette méthode de chauffage étant universellement adoptée et fort en vogue à Davos (1).

1. [Il y a lieu de faire le plus grand cas de Davos, mais on ne

Les cas désespérés, passent-ils mieux leurs derniers jours à Davos qu'ailleurs ? « Cela dépend » est la seule

saurait passer sous silence, ni atténuer quelques-uns de ses inconvénients sommairement signalés par l'auteur. Le professeur Peter, très partisan de cette station, s'exprime ainsi : « Cependant je dois signaler une ombre au tableau, c'est la séquestration et, par suite, la sédentarité forcée seize heures au moins sur vingt-quatre, chaque jour et dans les beaux jours ; c'est cette même séquestration plusieurs jours de suite, alors qu'il y a des tourmentes atmosphériques, ou que la neige tombe en abondance. Les malades n'ont dans ce cas d'autre séjour possible que l'intérieur de l'hôtel ; d'autres promenades que les galeries couvertes, spacieuses, il est vrai, mais renfermées ; d'autre air à respirer que l'air confiné ; d'autre température que celle qu'élève artificiellement la vapeur d'eau circulant partout dans les tuyaux, et nous avons assez vu que ce sont là de mauvaises conditions. Alors aussi, car il faut tout dire, Davos, bloqué par les neiges, est parfois isolé pour de longs jours et séparé du pays voisin ; d'où la difficulté du ravitaillement et la nécessité de se nourrir d'abord des animaux que l'on y garde vivants à cet effet, puis de conserves alimentaires, à défaut possible de ces animaux. »]

[Ces inconvénients s'aggravent des mauvaises conditions hygiéniques créées par le mode de chauffage. La discussion soulevée devant l'Académie de médecine de Paris (avril 1889) a mis en relief, d'une façon incontestable, les inconvénients et les dangers des poêles. Ce mode de chauffage dessèche l'air, ce dont les voies respiratoires sont mal affectées, car malgré son accélération, la respiration n'introduit que de l'air trop pauvre en oxygène, ou chargé de matériaux toxiques. Le poêle, à raison de son faible tirage, condition essentielle de son économie, peut répandre dans l'atmosphère des gaz délétères provenant de la combustion lente du charbon. Mais, en admettant que tous ces desiderata soient annulés par un dispositif très surveillé et très ingénieux, il en est un contre lequel il est impossible de lutter, c'est l'obligation d'un faible tirage, et par conséquent l'absence du renouvellement de l'air des appartements. Or, à Davos, la ventilation directe est déjà très difficile, presque impossible à raison de la basse température extérieure. Le mode de

réponse possible. Rien de fixe à cet égard. Quelques malades, après essai d'autres stations, vont délibérément à Davos pour mourir avec tout le confortable possible. Mais probablement, un plus grand nombre de moribonds éprouvent un soulagement plus réel, dans l'atmosphère plus douce de Menton ou de Madère. Il semble naturel de rechercher pour les mourants des conditions climatériques sédatives et calmantes, de préférence à la stimulation.

Une question importante à résoudre, est de savoir si les malades doivent se rendre directement à Davos, ou interrompre leur voyage en passant par les stations intermédiaires. Si la circulation et le système nerveux sont sains, mieux vaut le voyage direct; mais si on a quelque raison de redouter une défaillance du cœur ou un trouble nerveux sérieux, la nécessité d'une halte intermédiaire s'impose. En ce cas, le voyage peut être interrompu par un séjour à Ragatz ou Klosters. Le malade pourra préférer Coire s'il voyage par la route de la Landwasser. Il ne devra s'arrêter, ni à Landquart, ni à Küblis, à raison de l'insuffisance de l'aménagement. Les médecins allemands pensent, que quelle que soit la pratique adoptée pour le voyage, on doit sans exception, opérer le retour à la plaine, par étapes successives.

chauffage mis en usage, loin de pallier cet inconvénient, l'aggrave. En règle générale, les chambres dans lesquelles séjournent les malades, soit isolés, soit en société, devraient toujours être chauffées par action directe, c'est-à-dire par une large cheminée, activant la ventilation et entraînant avec les produits de la combustion, l'air vicié par la respiration, qui contient des produits éminemment toxiques, comme l'ont démontré les récentes recherches de Brown-Sequard et d'Arsonval.]

L'arrivée des malades à Davos, commence en octobre au plus tard, et, à la fin de novembre, la colonie d'hiver est complète. Reste à connaître l'époque vers laquelle les malades doivent arriver. On enseignait autrefois que c'était une faute de s'y rendre avant que la vallée eût revêtu sa parure de neige — ce qui reculait la venue des malades jusqu'à la troisième ou quatrième semaine de novembre ou plus tard. Mais les médecins de Davos prétendent que plus les malades arrivent tôt, mieux cela vaut — septembre est un bon mois — et que plus le cas est grave, plus il est nécessaire d'arriver à temps. La raison d'arriver dans la vallée avant l'hiver, est de permettre aux malades de s'habituer à la raréfaction de l'air, avant de subir l'épreuve surajoutée du froid.

Après cette étude de Davos, une esquisse rapide des autres sanatoria alpins suffira. Dans la vallée de Davos, outre Davos-Platz, nous avons les petits villages de Davos-Dorfli et Frauenkirch. Leur condition climatérique ne diffère pas sensiblement de celle des sanatoria voisins, et comme les inconvénients de l'agglomération deviennent plus certains, ces stations pourraient détourner à leur profit un nombre important des hivernants de Davos-Platz.

A 17 kilomètres de Davos, sur une pente pittoresque surplombant la gorge profonde de la Landwasser et dominant de grands pics neigeux, s'élève Wiesen. Grâce à son altitude inférieure de plusieurs trentaines de mètres à celle de Davos, cette station possède un climat plus doux et un hiver plus court. Quoique moins

abritée que Davos, son calme atmosphérique est à peine
moins parfait. Elle possède tous les charmes des sites
alpins, qui manquent à Davos, et on y trouve dans deux
bons hôtels tout le confort désirable. Wiesen n'a pas
encore été patroné au loin, mais pendant l'hiver de 1885-
86, il possédait trente ou quarante malades, et les résultats ont été, dit-on, satisfaisants. Il y a lieu de croire
que Wiesen deviendra un sanatorium excellent, dont le
rôle probable serait de convenir à une catégorie de malades ne pouvant supporter Davos. Son altitude moindre et son climat plus doux, donnent à penser qu'on devra faire l'essai de Wiesen avant Davos, dans les cas pour
lesquels le séjour des hautes altitudes est une indication douteuse, à raison du mauvais état de la circulation et de l'affaiblissement nerveux. En cas d'insuccès le
mal sera bien moindre que si on avait eu recours à un
climat stimulant, tandis qu'en cas de succès, le malade
pourra ensuite essayer de Davos, soit à la fin de l'hiver,
soit à la saison suivante. Le principal inconvénient de
Wiesen (si l'on peut appeler cela un désavantage) est son
extrême solitude, et l'absence de toute société. Ce village est un des plus petits et des plus pauvres de la
Suisse, et dans les hôtels, les malades sont réduits à
leurs propres ressources. Si cet état de choses peut engendrer l'ennui, il a du moins l'avantage d'écarter toute
tentation d'amusements et de plaisirs contraires à la
prudence. On arrive à Wiesen par la route de Coire,
dont il n'est distant que de **38** kilomètres.

La vallée de l'Engadine, célèbre depuis longtemps
par ses magnifiques paysages et son air vivifiant, a ré-

cemment fait valoir ses droits en tant que sanatorium d'hiver rival de Davos. Elle possède quatre stations, Saint-Moritz, Maloja, Pontresina et Samaden. Nous ne devons retenir que les deux premières, car Pontresina et Samaden ne possèdent pas d'attraits, capables de permettre aux tuberculeux, de les préférer à d'autres stations de montagnes plus populaires, et mieux connues.

Longtemps on a considéré Saint-Moritz, comme l'une des stations d'automne les plus renommées, et depuis que Davos a grandi, elle a sollicité la faveur des hivernants. Le village lui-même occupe une situation charmante sur le versant d'une colline, élevée de plus de trente mètres au-dessus de la vallée de l'Inn, tandis que les bains de St Moritz (St Moritz-Bad), se trouvent au-dessous, sur les bords d'un petit lac pittoresque. Le paysage environnant possède beaucoup de charme, et le malade ne saurait se lasser du magnifique paysage des pics neigeux, couronnés de nuages, qu'on voit des fenêtres des hôtels du village. Les bains ferment dans le courant de septembre, mais les principaux hôtels restent maintenant ouverts tout l'hiver, et leur aménagement est excellent.

Quelques seize-cents mètres plus loin, en haut de la vallée, sur les bords du lac de Sils, se trouve le grand Kursaal de la Maloja, un des plus beaux hôtels d'Europe, connu du monde médical depuis les écrits du Dr Tucker Wise. Cette superbe construction, pour l'édification de laquelle on a prodigué toutes les ressources de l'art et de la richesse, ne laisse rien à désirer en tant que résidence d'hiver. Les chambres sont spacieuses et luxueusement meublées ; la nourriture, les soins, l'aménagement domestique, excellents. Le point le plus important de tous pour les phtisiques, est le système admirable de la ventilation, qui permet d'avoir la quantité d'air pur nécessaire, à une température déterminée, et entraîne tous les déchets. Les sites du voisinage, quoique moins beaux que ceux de Saint-Moritz, sont néanmoins d'une grande beauté.

Le climat de Saint-Moritz et celui de Maloja peuvent être étudiés simultanément, leur différence étant sans importance. Situées à une altitude d'environ 1600 mètres au-dessus de Davos, les deux stations ont par suite un hiver plus long, et une température plus basse. Grâce à la configuration locale, elles reçoivent plus de soleil que Davos, et à ce point de vue, Maloja a un léger avantage sur Saint-Moritz. Comme à Davos, le climat se caractérise par une grande raréfaction de l'air, une grande sécheresse relative, peu de brouillards et de nuages, et beaucoup de chaleur solaire. La différence entre le climat de la Haute-Engadine et celui de la vallée de Davos est relatif aux vents. Nous avons vu combien, grâce à sa configuration locale, Davos était favorisé à ce point de vue, et pour quelle part, l'efficacité d'un abri, entre dans l'action favorable des climats d'altitude. La connaissance élémentaire des influences topographiques sur le climat, suffira pour montrer que le calme atmosphérique de Davos, ne saurait régner dans une longue vallée en entonnoir, telle que l'Engadine. De même que la rivière l'Inn coule au bas de cette longue gorge, de même, dans certaines conditions atmosphériques, il s'y établit des courants d'air de descente. Ce fait n'est sérieusement nié par aucun écrivain.

La situation de l'hôtel de la Maloja, presque au sommet de la longue et double vallée formée d'un côté par l'Engadine et de l'autre par la passe de Maloja et la route de Bregaglia, n'est pas un choix heureux au point de vue d'un abri suffisant. Un autre désavantage résulte de sa position sur les bords et au même niveau que le lac de Sils.

La plus grande raréfaction de l'air, la plus grande fréquence des vents dans l'Engadine qu'à Davos, rendent le premier de ces climats, plus stimulant. Il est donc à supposer que pour certaine catégorie de malades, se trouvant bien dans la vallée de Davos, l'Engadine sera trop excitante. L'expérience en fait foi. Souvent, les malades lassés de la monotonie de Davos, franchissent les montagnes pour se rendre à Saint-Moritz et à Maloja, dans l'unique but d'un changement, mais le plus grand nombre retourne à Davos, trouvant l'Engadine « trop forte » pour eux. Aussi en conseillant le climat de montagne, faut-il éliminer l'Engadine, si le malade est trop débilité, sa circulation compromise ou son système nerveux irritable. Ces malades (étant donné que leur maladie n'est pas arrivée au point de faire exclure toute cure de montagne) doivent choisir entre Davos et Wiesen, cette dernière station étant mieux appropriée aux sujets débilités. Par contre au début de la tuberculose, alors que l'état général est encore bon, Saint-Moritz et Maloja offrent certains avantages. Ils ont sur Davos l'avantage d'un hiver plus long, d'un paysage

plus attrayant, et d'une plus grande abondance de soleil. Cette distinction est déjà assez bien comprise, et la
catégorie des malades rencontrés dans l'Engadine, diffère de celle qui fréquente Davos ; la première comprenant invariablement les personnes capables de se livrer
aux exercices physiques, et jouissant d'un bon état général apparent, tandis que la seconde englobe toutes les
variétés des débilités, et de la maladie à ses différentes
périodes.

Remarque importante : le malade auquel ne convient
pas le climat des hautes altitudes ne peut que difficilement fuir Davos, tandis qu'il peut rapidement gagner
un type de climat très différent de l'Engadine. Une promenade en voiture de quelques heures transporte le malade de Saint-Moritz ou de Maloja au-delà des frontières
italiennes, sur la plage du lac de Côme. Il y peut séjourner ou prendre le train pour la Riviera, voyage
d'un peu plus de douze heures.

D'après ce qui précède, il est évident que les quatre
sanatoria alpins — Davos, Wiesen, Saint-Moritz et
Maloja — constituent une série graduée, variable par
ses qualités toniques et stimulantes, et différemment applicable selon le type de la maladie. Wiesen est le moins
stimulant, Saint-Moritz et Maloja le sont davantage.
Davos occupe une place intermédiaire. On s'est déjà
suffisamment appesanti sur les déductions pratiques, qui
découlent de cette distinction.

Les insuccès de Davos et de l'Engadine étant dus pour
la plupart à l'impossibilité pour le malade de supporter le
froid, nous devons donc rechercher s'il n'existe pas d'au-

tres sanatoria, joignant aux avantages de la pureté et de
la raréfaction de l'air, ceux d'un climat chaud ou tempéré. On trouve ces climats dans les Andes, où l'altitude
et la proximité de l'Équateur créent les conditions requises. Le plus connu de ces sanatoria est Santa-Fé-de-
Bogota, capitale des Etats-Unis de Colombie. Quoique
élevée de plus de 2,750 mètres, sa latitude (4° 1/2 N) lui
procure une « zone tempérée aux confins de l'Equateur ».
Sa température moyenne est de 14° c., ses changements
de saison sont nuls, le printemps y est, dit-on, perpétuel.
Malgré la pluie journalière, l'air est vivifiant, grâce à sa raréfaction. Le haut plateau ou savane sur lequel est construit Bogota, est, dit-on, de toute beauté. On y récolte
deux moissons par an, les fleurs et les fruits sont d'une
variété infinie, et la végétation règne d'un bout d'année
à l'autre. La ville possède un agréable confort, et beaucoup de curiosités pour les étrangers, mais les difficultés de son accès créent de sérieux inconvénients pour
qui veut la visiter. De Barranquilla jusqu'à Honda,
aux embouchures de la Magdalena, où débarque le passager à destination de Bogota, le voyage par bateau à
vapeur dure de dix jours à un mois, selon l'état de la rivière, puis de Honda à Bogota, il y a une longue étape
de 120 kilomètres à travers la montagne, à dos de
mulet, qui dure de trois à cinq jours.

Les résultats de la cure à Bogota ne sont pas encore connus, mais nous savons que cette affection
est presque inconnue dans les hôpitaux de la ville, et
que les conditions climatériques y sont des plus favorables à la guérison. La raréfaction de l'air, jointe à un

climat uniforme et doux, offre un ensemble de conditions météorologiques capables des meilleurs effets. L'humidité n'y est pas un inconvénient.

Quant aux autres sanatoria des Andes, Quito, Arequipa, Jauja, Huancayo, l'auteur ne les connaît ni personnellement, ni autrement que par les livres. Ils jouissent d'une grande réputation locale, et théoriquement ils ont droit à toute notre attention. La construction du canal de Panama mettra Lima à portée de l'Angleterre, et le voyage aux stations des Andes ne présentera plus de difficultés, capables de faire hésiter le malade qui voyage pour sa santé (1). Rien d'improbable à ce qu'avant quelques années les Andes partagent avec les Alpes la faveur des malades qui désirent essayer la cure de montagne.

La cure de la phtisie par les hautes altitudes s'est acquis une bonne réputation, en dépit de l'ignorance et des préjugés, mais il reste encore beaucoup à faire avant que son action précise et la mesure exacte de son utilité puissent être définitivement établies. Bien des écrivains devront collaborer à ce travail, dont l'accomplissement exigera plusieurs années d'expériences et de patience.

1. [Hélas ! les prévisions et les espérances humanitaires de l'auteur, ne paraissent pas si près de se réaliser ! Cette entreprise gigantesque, a englouti bien des vies humaines, bien des millions, sans que l'on puisse déjà entrevoir le succès. L'avenir est encore bien lointain, où le percement de l'isthme facilitera, et rendra possible, le voyage du malade vers les sanatoria des Andes.]

CHAPITRE V.

Les voyages sur mer.

Longtemps les voyages sur mer furent une des prescriptions favorites contre la phtisie. Leur utilité n'est pas contestable. Nombre de médecins compétents estiment que les résultats obtenus, sont supérieurs à ceux de toute autre méthode de traitement. Mais des statisques comparatives sont difficiles à établir, et particulièrement illusoires dans le domaine de la thérapeutique. Toutefois on ne saurait mettre en doute les grands avantages pour les phtisiques, d'un voyage sur mer, effectué avec toutes les précautions nécessaires, et dans de bonnes conditions. La faveur dont jouissent ces voyages, va s'accroissant de jour en jour.

Théoriquement les probabilités sont en faveur de l'existence menée en pleine mer. L'atmosphère fraîche, pure, et tonique de la mer, exempte de miasmes, la vie quotidienne en plein air, l'égalité du climat marin, l'absence des sources et des influences malsaines de la vie à terre, toutes ces conditions tendent à favoriser la nutrition, et par suite à ralentir ou enrayer le processus morbide. Depuis longtemps on a remarqué l'immunité des marins pour la phtisie. Cette affection est plus rare dans la marine que dans l'armée de terre, différence probablement due, non à la supériorité de la première en ce qui concerne le régime et l'absence de privations, mais bien plutôt parce qu'elle exige une vie active au sein d'une atmosphère pure (1). Les inconvénients inhérents aux longues traversées, tels qu'un habitat sans confort, et la difficulté d'un régime généreux suffisamment varié, ont disparu avec nos modernes palais flottants, et les glacières dont ils sont pourvus. L'éloignement de la patrie et des amis, est un inconvénient que les voyages sur mer, partagent avec tout autre traitement climatérique. Les dangers de la mer — première pensée de toute personne à laquelle on conseille ces traversées — ont été réduits au minimum, et ne constituent pas une objection sérieuse, dans les cas où nous désirons obtenir les avantages thérapeutiques d'une pérégrination sur l'Océan. La peur de la mer est à peu près disparue. Nous savons que loin d'être continuellement agitée par les tempêtes, elle est presque toujours calme et tranquille. La logique brutale des faits, prouve qu'il y a autant de danger à se transporter par voie ferrée d'Edimbourg à Londres, que dans un voyage de Liverpool à New-York, ou de Plymouth à Melbourne.

Pour les tuberculeux, on doit préférer le voyage d'Australie. Sa durée, ses péripéties, la moyenne de chaleur et de calme, le souci du confort sur les meilleurs navires, sont des arguments puissants en sa faveur.

1. Voyez chapitre premier, note du traducteur page 2.

On conseillera, dans la majorité des cas, un navire à voiles, de préférence à ces steamers rapides, qui de nos jours, supprimant les distances, semblent placer les antipodes aux seuils de nos demeures. Le malade ne désire pas faire « le voyage le plus rapide connu ». Il a pris la mer dans le but de profiter de l'air, de l'existence, des loisirs qu'on y trouve, et, plus long sera le voyage, à moins toutefois qu'il ne produise un ennui intolérable, et plus grands seront les bénéfices pour la santé. De plus, avec la marche lente des voiliers, les changements de température sont graduels, tandis que le steamer, d'une vitesse uniforme de 14 à 15 nœuds à l'heure, franchit rapidement plusieurs degrés de latitude, soumettant le malade aux transitions trop brusques, des brouillards froids de l'Angleterre à la chaleur des tropiques, ou encore des régions de l'Equateur aux ice-bergs de l'océan Austral.

Le voilier possède encore d'autres avantages. L'encombrement est moindre, les cabines sont plus commodes, et on n'y entasse pas quatre personnes dans un espace de 1m83 sur 2m44 aussi peu hygiéniquement et confortablement que possible. Sur le navire à voiles, on ne subit ni la poussière, ni la saleté, résidus de la fumée, ni l'odeur nauséabonde du graissage des appareils de chauffe, ni le grincement continuel de la machine, ni les trépidations de l'hélice. Pendant le beau temps le navire marche doucement, glisse sur l'onde, engageant au sommeil et au bien-être. A peine existe-t-il une légère trépidation à la proue et un léger clapotement à l'arrière, à peine un léger craquement de la mâture, à peine un petit claquement des voiles, sinon tout est silence, et la marche se fait calme et majestueuse.

Dans le long voyage de 19.300 kilom., d'Angleterre en Australie, par le cap de Bonne-Espérance, le malade rencontre bien des changements de température, et bien des variétés de climat marin. La Manche et le golfe de Gascogne sont connus pour leur grosse mer, et pendant la première semaine, on aura, sur le pont, des coups de mer et du vent ; à l'intérieur, le mal de mer (1) et l'absence de confort. Mais bientôt le temps change, le soleil gagne le zénith, la température monte, la couleur de l'eau se fonce jusqu'à l'indigo, les vents perdent leur rudesse, pour devenir doux et bienfaisants. Puis les vents alizés commencent à souffler, irrégulièrement d'abord, puis d'une façon régulière, continue, faisant parcourir au bateau de 400 à 560 kilom. Pour le phtisique c'est peut-être la partie la plus agréable de tout le voyage. Il peut rester sur le pont la journée entière, sans crainte du froid, soit étendu sur sa chaise longue, soit en se promenant à loisir. L'atmosphère, par sa douceur, calme la toux, tandis que ses qualités toniques maintiennent l'appétit, qu'un soleil brillant ranime les forces chancelantes, et que la chaleur tempérée par la

1. [Les travaux de Rochard et Leroy de Méricourt avaient discrédités en France, le voyage sur mer pour le phtisique. Mais une interprétation plus exacte des faits, a remis en faveur cette méthode. Le professeur Peter, s'en montre très chaud partisan. « Il n'y a pas, dit-il, jusqu'à l'état nauséeux, au moins dans les premiers jours, qui ne soit un agent décongestionnant et, pour sa part, bienfaisant »].

brise et la marche régulière du navire, permet des jeux
et des distractions variées. Le principal inconvénient est
la diminution croissante de l'air, le soir dans les cabines.
Cette diminution devient de plus en plus sensible à mesure qu'on approche de l'Equateur. Après deux à quatre
semaines, selon la fortune du voyage, le bateau gagne
la zone des calmes, où l'on peut s'attendre à un retard
plus ou moins prolongé. Tout le monde a lu l' « *Ancien
Marin* », aussi doit-on se faire une idée exacte des
calmes de l'Equateur. C'est une épreuve peu agréable et la nécessité de la subir, est un inconvénient
sérieux opposable aux avantages réels des navires à
voiles. Pendant une période variable de deux ou trois,
à quatorze ou quinze jours, le bateau flotte désespéré-
ment sur une mer unie comme une glace, disposant
inutilement sa voilure à chaque souffle trompeur
qui s'élève brusquement pour mourir aussitôt. Quoique
le thermomètre marque rarement plus de 27° ou 30° c.,
l'humidité de l'air est telle que la chaleur est des
plus accablantes, et que l'alanguissement qui en résulte s'appesantit sur tous, malades et bien portants.
Les ouragans s'élèvent parfois avec une soudaineté sur-
prenante, inondent le pont, mais disparaissent trop vite
pour favoriser la marche du navire. Quelque désagréable que soit ce retard dans la zone des calmes, l'auteur n'a rien constaté pouvant donner à croire qu'il y ait
là un danger sérieux. Il pense qu'en général, les malades
ressentent moins l'influence énervante de ces accalmies,
que les bien portants. Quelques navires fortunés, rencontrent une brise régulière pendant tout le parcours de

cette zone désagréable ; mais c'est là un fait tout d'exception. Les bateaux à vapeur traversent cette zone en quelques heures, et leur marche constante, corrige l'accablement causé par la chaleur humide. Tôt ou tard le voilier réussit à franchir cette zone torpide ; les vents du Sud-Est commencent à se faire sentir, et bientôt le voyage se continue aussi rapidement qu'au début. Les vents régnants poussent souvent le navire vers la côte Brésilienne ; mais dès qu'il le peut, le capitaine met le cap sur l'Est, descend jusqu'au 45° ou 48° de latitude, pour rattrapper les bons vents d'Ouest, variant peu de force et de direction, qui balaient cette région du globe. A la fin du voyage, la température est souvent froide, vivifiante, agréable ; mais en certaines saisons le temps est trop froid et orageux. Le malade doit prendre des précautions relatives aux vêtements, à la nourriture et à l'exercice, le séjour prolongé dans l'air des tropiques le rendant oublieux des précautions usuelles, dont le tuberculeux ne peut se départir sans danger. Les refroidissements et les inflammations sont toutefois comparativement rares, sauf comme conséquences d'imprudences notoires. Enfin, après un voyage de soixante-dix à quatre-vingt-dix jours, l'Australie est en vue, et le voyageur débarque à Sydney, Adelaïde ou Melbourne.

La vie en mer, au cours d'un tel voyage, comporte bien des points de contraste avec la vie ordinaire sur le continent. Pendant près de trois mois, le malade est enfermé dans une maison flottante, mesurant peut-être 79 mètres de long, sur 15 de large, et tout commerce avec le monde extérieur est absolument impraticable.

Rien que cela seulement est tout une révolution dans les habitudes de l'individu. Plus de journal le matin, plus de facteur, de télégrammes, de courses pour le chemin de fer ou le tramway, plus d'emprisonnement soit dans un étroit bureau, soit au tribunal, soit dans le cabinet de consultation. Si les plaisirs sont peu nombreux, les soucis le sont encore bien moins. Le passager n'a qu'à dormir, manger et vivre. Son plus pressant devoir est d'attendre les appels de la cloche pour le dîner, comme sa plus intéressante occupation, de surveiller l'humeur changeante de la mer et du ciel, ou de s'appuyer sur les bastingages, en se perdant en conjectures sur la vitesse du navire, ou en attendant l'annonce journalière du loch. Tout effort disparaît de la vie du passager, les rouages de son existence se meuvent aisément et sans choc. Le voyageur cède aux douces influences qui le modifient, ne rougit plus de sa nonchalance, renonce peu à peu à tous les projets d'utiliser les longues heures passées à la mer pour sa culture intellectuelle, et se fait pour le moment mangeur de *lotus* (1). Une pareille indolence, blâmable en d'autres temps et dans un autre milieu, est ici parfaitement légitime, parce qu'elle est parfaitement naturelle. Les lazzaroni Napolitains, l'Hindou, le Tongan et le Tahitien sont par nature paresseux, parce que le climat et les conditions de

1. [Les anciens désignaient sous le nom de *lotus, lotos* ou *lotier*, différentes plantes, employées comme aliments, et considérées comme des végétaux sacrés, doués de vertus surnaturelles. Les fruits du lotier, avaient pour attribut de faire oublier la patrie, à ceux qui en mangeaient. Au figuré, manger du lotus, c'est perdre la mémoire].

la vie s'opposent à tout travail. En mer le voyageur n'a aucun motif d'activité, et naturellement s'épargne une dépense musculaire que rien n'exige.

Pour le malade, ce repos, cette privation de toute fatigue morale ou physique, cette extrême insouciance, ont des résultats sérieux. Au cours de ces longues heures et de ces longues journées de calme, et d'inactivité, la nature travaille à réparer les pertes des années de surmenage, et les ravages d'une maladie lente. Des mains invisibles s'occupent silencieusement à reconstruire les cellules détruites, des doigts invisibles réparent la machine animale endommagée. Sage sera celui qui, cédant à un instinct presque inconscient, laissera travailler la nature.

Pour le phtisique, les principaux éléments de la vie en mer sont l'atmosphère pure et tonique, et les longues heures de soleil dont il jouit. Aux latitudes chaudes, les voyageurs vivent sur le pont, ne descendent qu'aux heures des repas ou du sommeil, et séjournent fréquemment jusqu'à quinze heures par jour en plein air. Le grand avantage d'une telle existence sera évident pour les partisans des idées modernes sur l'étiologie de la tuberculose. L'air pur ne se trouve qu'aux déserts, à la montagne ou à la mer, mais pour la pureté absolue, la mer prime tout. Les conditions atmosphériques de contamination font défaut, et avec une bonne hygiène sur le navire, l'air de la mer se rapproche de la pureté idéale. Là est le secret de la remarquable efficacité des voyages sur mer ; car pour le phtisique, respirer un air pur, c'est littéralement respirer la vie.

L'uniformité remarquable du climat océanien est un autre fait important. Les variations thermiques d'un jour à l'autre sont insignifiantes, et se reproduisent régulièrement et progressivement avec le changement de latitude. Les oscillations brusques sont presque totalement inconnues. Tous les vents sont des brises de mer, tempérées par l'Océan, soufflant d'ordinaire d'un même point de l'horizon pendant plusieurs jours. Le refroidisment — mal si terrible à terre — n'existe pas en mer. Les marins souffrent rarement des catarrhes ordinaires ou rhumes, et peuvent même dormir impunément sur le pont. Les variations thermométriques, régulières et graduelles, en mer, pouvant être prévues, on s'y prépare à l'avance. La douceur du mois de janvier ne doit pas plus surprendre que le retour brusque de l'hiver en mai. Le vent d'Est perd sa mauvaise réputation ; les caresses de la mer dissipent sa rudesse et lui donnent une douceur inaccoutumée. Le voyageur s'intéresse à noter la direction du vent, afin d'en apprécier les effets sur la marche du navire, mais ne songe pas à en rapprocher la direction, des particularités inhérentes à la température.

Les particules salines de la mer, l'abondance de l'ozone, la légère imprégnation de brome et d'iode, ont toutes leur action salutaire, et tendent à influencer favorablement la marche de la maladie.

La grande humidité de la mer a son mauvais côté. Le passager le constate en retirant des bagages ses vêtements laissés longtemps enfermés. Mais combinée aux autres éléments du climat marin, elle possède certains avantages. Elle diminue la toux, apaise l'irritation nerveuse et prévient l'insomnie.

La moyenne barométrique élevée et l'uniformité de la pression ne sont pas sans importance. Tout le monde connaît la tranquillité et le calme profond d'un jour à pression barométrique élevée. L'air semble sommeiller, le soleil brille avec une clarté sans égale, les nuages, semblables à des flocons d'argent ou à des amoncellements du marbre le plus pur, paraissent être remontés aux plus grandes hauteurs, et la voûte céleste semble reculée. De pareilles journées ne sont pas rares à la mer, elles sont mal vues des marins, car elles ralentissent la marche et prolongent le voyage.

On ne saurait méconnaître les inconvénients et le manque de confort en mer. Le plus réel est, sans contredit, la monotonie inévitable et l'absence complète d'occupations sérieuses. Les distractions sont très restreintes. L'Océan à perte de vue constitue un paysage peu varié. Chaque journée répète la précédente, on tourne dans le cercle monotone des repas et du sommeil, avec les discussions et le flirtage comme divertissements imprévus. Cette vie est quelquefois ennuyeuse pour un homme dont l'activité intellectuelle et physique est normale, mais pour le malade le bénéfice est supérieur à l'ennui. Peu enclin aux occupations qui exigent un effort, les distractions dont il est incapable ne lui manquent point. Souvent même, les plus énergiques doivent céder à l'action alanguissante de l'atmosphère. Les bien portants, à intelligence active, sont récréés par des faits insignifiants, qui, en d'autre temps, paraîtraient puérils. Un marin qui secoue une voile devient un objet d'intérêt ; un dauphin ou un marsouin jouant le long du bateau excite la plus vive curiosité. Les jeux justiciables à terre, d'une classe enfantine, sont recherchés à bord par les gens les plus graves, et les plus sérieux. Une secousse du navire, venant interrompre quelque contestation, cause parfois des rires joyeux.

La rencontre des navires rompt la monotonie, ainsi que la vue des terres, et les rencontres des baleines, des requins, des dauphins, des marsouins, des bonites et des diverses espèces d'oiseaux de mer. Ces derniers, rares sous les tropiques, abondent dans les mers du Sud: albatros, pétrels, pigeons du Cap et leurs congénères. Quelques voyageurs emploient leur longues heures d'ennui, à l'étude de l'astronomie. D'autres se consacrent à l'étude de la navigation sous la direction des officiers du bord ; d'autres, les plus heureux peut-être, s'adonnent à quelque passe-temps favori: musique, peinture, broderie, découpage ou toute autre chose. Il est à remarquer cependant, combien peu se fait sentir la nécessité d'une occupation, et combien, presque tous les passagers se laissent aller à une paresse presque idéale. L'homme actif est un sujet de risée.

Le passager cherchera naturellement des distractions dans la société de ses compagnons de voyage. La composition de la liste des passagers a pour lui un grand intérêt. La société à bord, est un monde en petit, une réduction en miniature des passions et des choses de la terre. Dans une si petite sphère, chaque unité a son influence, et les désordres d'un seul suffisent à jeter tout ce petit monde hors de son axe. A bord, le caractère, les particularités de chacun tendent à s'exagérer;

l'égoïste le devient à l'excès, l'homme dévoué trouve toutes les occasions de montrer son dévouement.

De grands préparatifs de voyage sont inutiles. Les steamers garnissent leurs cabines de tous les objets usuels ; mais à bord des voiliers, chacun les meuble à son goût. Il faut se munir (outre les objets essentiels d'une chambre à coucher) d'un rideau pour la porte, d'une chaise longue, d'une étagère, d'un thermomètre, d'une éponge pour le bain. Préférer un sommier à ressorts, et les nattes aux tapis. Pour le costume, les vêtements anglais ordinaires sont appropriés aux étapes extrêmes du voyage, mais sous les tropiques les vêtements les plus légers sont gênants. Aussi rien ne vaut pour les hommes, le léger costume en flanelle du cricket, sans aucune addition. Le lavage convenable du linge étant impossible, on s'approvisionnera d'un vestiaire suffisant pour tout le voyage. A ces *impedimenta* le passager fera bien d'ajouter une provision de livres, ses jeux préférés, une ou deux couvertures de voyage, quelques coussins, et un costume de caoutchouc. Pour les suppléments de nourriture, chacun fera des provisions à sa convenance. Sur les meilleures lignes, ce surcroît de confort est inutile, quels que soient les goûts et les habitudes du malade.

Malgré l'action si tonique du voyage sur mer, dans les cas de phtisie, il est impossible de formuler des lois précises, indiquant tous les cas susceptibles d'en bénéficier, et contre-indiquant ceux à insuccès probable. Au début de la phtisie, en l'absence de symptômes fébriles graves, d'émaciation rapide, de grande prostration, le voyage sur mer réussit souvent d'une manière admirable, se disputant la première place avec le traitement par les altitudes. On a considéré la tendance aux hémoptysies comme une contre-indication, mais cela sans raison suffisante. L'hémorrhagie est rare à bord, et la crainte de la chaleur tropicale, en tant que cause provocatrice, repose sur une erreur. En cas de tuberculose pulmonaire avancée, le voyage sur mer, aussi nul que les autres médications, est peut-être la moins pratique de toutes les méthodes, à raison du peu de confort, et de l'éloignement forcé de la patrie et des amis. La peur innée, la tristesse, une dyspepsie rebelle, une extrême susceptibilité au mal de mer sont des contre-indications. La scrofule avec tendance au rachitisme, donne les plus grandes espérances de guérison, par un séjour prolongé à la mer.

L'auteur a fait quatre longs voyages, de plus de 16.000 kilom. chacun, avec des compagnons de traversée, atteints de phtisie à tous les degrés. Dans la plupart des cas, il se produisait une amélioration passagère, et les malades étaient heureux, éprouvant un grand soulagement de leur nouveau genre de vie. Dans quelques cas d'extrême prostration, le retour des forces, après quelques semaines à bord, fut remarquable. On constatait alors l'augmentation de l'appétit, le fonctionnement plus régulier des organes digestifs, l'amélioration de la nutrition. L'hémoptysie survint dans deux cas seulement, et ne fut pas sérieuse. La toux était rarement pénible, et les malades ne se plaignaient guère de sueurs nocturnes. Quelques-uns souffraient d'insomnie, conséquence non point du climat marin, mais de l'étroitesse des cabines et des divers bruits inhérents au navire. L'amélioration ressentie, fut plus notable aux premiers stades de la maladie que dans les derniers. Pour la plupart, les cas légers s'améliorent avec rapidité et d'une manière satisfaisante, tandis que les malades avancés, tout ce qu'on en peut dire, est qu'ils obtiennent quelque amélioration symptomatique. Que l'on se souvienne de toutes les conditions du voyage : manque de confort, fatigues occasionnées par le mauvais état de la mer, manque d'agrément et des correctifs dont on peut jouir à terre, éloignement des amis, incertitude des progrès que pourra réaliser le malade avant tout espoir de retour, et il paraîtra naturel et prudent de ne point envoyer sur mer les phtisiques avancés. Par contre, l'auteur est convaincu de la guérison définitive et dans une proportion, considérable grâce à un séjour prolongé à bord, des malades au début d'un catarrhe du sommet, encore peu affaiblis, et sans antécédents héréditaires. Il est important d'entreprendre plusieurs voyages, et dans leur intervalle, de s'entourer de précautions contre une rechute possible. En songeant à l'extrême lenteur du processus réparateur, il ne paraîtra pas étonnant qu'un voyage, même de trois mois, soit totalement incapable de restaurer les lésions pulmonaires. Une année à la mer peut donner quelque espérance ; croire à une guérison possible en moins de temps, serait absurde. Quelques auteurs décrivent une sorte d'épuisement, conséquence de voyages maritimes répétés, et pensent que le malade retirera de plus grands avantages, en laissant un long intervalle

entre deux traversées. Cette théorie s'explique difficilement, elle n'est étayée d'aucune preuve. L'expérience
générale démontre que la plupart des malades s'habi-
tuent à la vie sur mer, et cette tolérance du climat océanien et de ses particularités, ne diminue pas avec le
temps. Un argument puissant contre la théorie des longs
intervalles, réside dans les rechutes extrêmement communes, survenues lorsqu'après une longue traversée, le
malade reprend la vie à terre. A bord, le malade s'est
imposé des habitudes et un régime invariables dont il
s'est bien trouvé, mais en débarquant il trouve des centaines d'occasions de commettre des écarts. Il oublie que
si l'air de la nuit, et les courants d'airs sont comparativement inoffensifs dans le climat uniforme de l'Océan,
on ne peut les braver à terre, sans les plus grands dangers. Sa longue abstinence des plaisirs le rend plus enclin à leur abus. Aussi rien de plus commun qu'un phtisique, ayant reconquis ses forces au cours d'un long
voyage, devienne en débarquant, la proie des bronchites, des pneumonies, des diarrhées ou autres complications. Sans doute, l'ennui et la difficulté de se procurer
à bord, des occupations ou des distractions suffisantes,
sont des obstacles sérieux à une rapide succession de
longues traversées ; mais combien tout cela est secondaire, dans une question de vie ou de mort. Heureux le
malade travailleur, doué de connaissances artistiques et
littéraires ; la lecture, les travaux originaux, les occupations artistiques peuvent, sans empêchement sérieux, se
continuer à bord, et aider à passer les heures d'indolence. Un jeune médecin menacé de phtisie, peut ob-

tenir une place de médecin, à bord, et poursuivre ainsi sa carrière, dans les conditions les meilleures pour son rétablissement.

Le voyage d'Australie a été recommandé comme le meilleur. Le voyage du Cap est agréable, mais trop court. La traversée de l'Inde ou de Chine, implique un séjour trop prolongé dans les mers tropicales. Le voyage de San-Francisco par le cap Horn, offre de grands avantages, sous le rapport de la longueur et de la variété, mais les mauvais temps sont plus fréquents que dans la traversée d'Australie, et les bâtiments de commerce ne sont pas aménagés pour les malades. A ce point de vue, il est regrettable que partout les steamers détrônent les navires à voiles ; mais plusieurs fins voiliers favoris tiennent encore la mer pour le commerce australien, et quelques-uns sont spécialement aménagés pour les malades.

La santé à la mer, comme à terre dépend beaucoup des habitudes du sujet, et de la facilité avec laquelle il se soumet aux nouvelles conditions de l'existence. Une erreur commune est de renoncer à la pratique forcément restreinte des exercices physiques ; comme aussi de s'adonner librement aux plaisirs de la table, aiguisés par l'air tonique et excitant. De là, des troubles dyspeptiques, fréquents sujets de plaintes. Au voyageur de se souvenir qu'il doit ou continuer ses habitudes actives ou réduire sa consommation. La première de ces façons d'agir est la plus sage, en même temps que la plus agréable. Avec de la persévérance, la difficulté pour faire à bord la somme d'exercice nécessaire, n'est pas insurmontable. A vrai dire, la promenade est limitée, mais l'air toujours frais et la sensation du mouvement continu du navire obvient à la monotonie.

Une autre erreur commune est la monotonie du régime, en dépit de la température et de la latitude. A bord de quelques navires, même sous les tropiques, on sert les soupes riches, le porc, les puddings, et autres aliments très échauffants. Si les gens valides peuvent sans inconvénient se permettre cette infraction flagrante aux lois de l'hygiène, un pareil état de choses est très préjudiciable à l'homme délicat ou malade. Aux latitudes chaudes, il faut éviter les viandes rouges et les substances grasses, leur substituer autant que possible les viandes blanches, les légumes, les farineux. En fait de boisson, rien n'est plus bienfaisant et plus utile, que le simple jus de citron.

Ceux qui possèdent une grande expérience des voyages sur mer, ont dû être frappés de l'état de santé qui règne généralement à bord. Abstraction faite de maladies épidémiques, particulières à quelques navires comme surcroît de cargaison, les affections graves sont rares parmi les bien portants, et le nombre des malades est très petit qui ne tire pas profit, temporairement du moins, de cet état sanitaire. Parfois le malade est par nature, dans l'impossibilité de s'accoutumer aux conditions de l'existence sur mer, mais cette prédisposition peut être soupçonnée à temps pour empêcher l'embarquement.

Le passager pourra compter sur un grand bénéfice, s'il est capable de se distraire par lui-même, s'il connaît l'art de se plier aux nouvelles conditions de son existence, et s'il peut supporter d'une humeur égale, le manque inévitable de confort et les épreuves possibles.

CHAPITRE VI

L'Australie

Depuis que l'Australie est connue, elle n'a cessé de jouir d'une grande renommée de salubrité, et ses premiers colons, malgré des conditions d'existence peu favorables à la santé, malgré des labeurs pénibles et sans relâche, ne tardèrent pas à constituer une race puissante et féconde.

Il en sortit un type dont la force physique se traduisait par de larges épaules, un teint bronzé, une barbe drue et fournie, et dont les nombreux descendants se développaient vigoureusement sans rien perdre du caractère primitif. Bétail, troupeaux, oiseaux et plantes semblaient subir également la puissance stimulante du climat. Les moutons se multipliaient avec une étonnante rapidité, les chevaux subissaient les mêmes effets de ce nouveau milieu, tandis que le moineau importé, sautillait gaiement au rebord de tous les toits. La vigne, le figuier, l'oranger et l'olivier y étaient d'une végétation sans pareille. La température atteignait souvent, disait-on, un degré très élevé, et des tourbillons de poussière rendaient désagréable le séjour de ce pays ; mais le ciel n'en était pas moins brillant pendant les trois quarts de l'année, au milieu d'une atmosphère douce, sans pluie, exempte des froids et de l'humidité de l'Angleterre.

Les statistiques sanitaires étaient excellentes, et la mortalité dans les premiers temps de la colonisation ne dépassait guère la moitié de la moyenne de la Grande-Bretagne. Les épidémies étaient rares, et l'on n'entendait point parler de maladies endémiques. Plusieurs des fléaux de l'Europe n'avaient point fait leur apparition, et d'autres avaient en partie perdu leur virulence sur cette terre où régnait l'abondance, dans un printemps perpétuel. La végétation propre au pays passait — non sans raison — pour éloigner, par sa puissante influence, les maladies infectieuses ; et l'une des particularités les plus redoutées du climat — le vent chaud — n'était elle même qu'un bienfait déguisé, brûlant la végétation, fatiguant l'homme, mais fatale à toutes les sources d'infection et de contagion organique. La phtisie en particulier passait pour être très rare en Australie, et demeurait à peu près inconnue dans certaines régions privilégiées.

La réaction inévitable s'est opérée. Plusieurs faits relatifs à la merveilleuse salubrité de l'Australie, basés sur des données insuffisantes, ne pouvaient tenir debout, devant l'évidence et l'accumulation des preuves. A mesure que la population augmentait, et que la lutte pour l'existence devenait plus ardue, le pays perdait insensiblement de ses conditions sanitaires, et devenait tributaire de tous les inconvénients ordinaires de la civilisation. Chose étonnante, la phtisie devenait tout aussi fréquente à Melbourne et Sydney qu'à Londres et Edimbourg. Aussi la question de savoir si l'Australie présente véritablement un milieu essentiellement favorable à la santé, a-t-elle été mise en doute par quelques hommes qui font autorité à notre époque (1). Pour eux la réputation dont jouissait l'Australie à son début, dépendait entièrement du petit nombre de ses habitants, de la simplicité de l'existence de ses colons, et nullement de ses particularités climatériques, dépourvues de tout mérite spécial. Il est aisé de prouver, que cette dépréciation toute moderne de l'Australie, est au moins aussi exagérée, que l'étaient les éloges pompeux de l'époque précédente. Sous certaines réserves, cette contrée mérite encore un rang élevé parmi les sanatoria — surtout pour les phtisiques.

L'Australie rentre dans le cadre des climats secs et chauds. La chaleur de l'été est très élevée, presque sur toute l'étendue du pays ; le thermomètre monte aussi haut qu'aux Indes, la gelée et la pluie y sont des phénomènes exceptionnels, inconnus en plusieurs endroits, sauf toutefois dans certaines régions montagneuses. Alors même qu'il survient par hasard des pluies abondantes, l'intensité de l'évaporation est telle, que l'atmosphère reste toujours remarquablement sèche. Soleil étincelant, ciel d'azur, air balsamique, tels sont les principaux caractères de ce continent. Le vent chaud, signalé comme sa plus désagréable particularité, se limite à certaines localités, et encore ne souffle-t-il que pendant l'été.

Mais il ne suffit pas de décrire d'une manière géné-

(1) Hirch.

rale les caractères du climat australien, il est nécessaire
pour être exact, de considérer chacune des divisions naturelles du pays. Laissant de côté le Nord impropre aux
malades, et l'Ouest dépourvu non seulement d'intérêt,
mais de toutes les nécessités de confort auquel la civilisation moderne nous a habitués, il resterait à étudier le
Queensland, la Nouvelle Galles du Sud, Victoria et l'Australie méridionale. Mieux vaut ne point tenir compte des
limites arbitraires des diverses provinces, et créer une
classification climatérique, basée sur les caractères généraux du pays. Trois grandes régions se présentent en
effet à notre étude :

1° Le littoral,
2° Les montagnes,
3° Les plaines.

Cette division est limitée naturellement par la chaine
des montagnes du Queensland, qui se continue avec les
montagnes Bleues et les Alpes Australiennes de la Nouvelle Galles du Sud, et la grande ceinture des Pyrénées
de Victoria, pour finir à l'extrême limite de l'Australie
méridionale. Dans cette division on trouve d'abord une
petite bande du littoral, puis une chaîne de montagnes
d'altitude et d'étendue variables, et enfin une vaste
plaine intérieure, qui prend par endroits l'aspect
de plateaux. Toute description de l'Australie au point
de vue climatérique, nous paraît devoir commander
ces contrastes manifestes des côtes, des montagnes et des
plaines,

I. — *Région du littoral.*

La bande de terre qui se trouve encaissée entre les montagnes et la mer, varie en largeur de 32 à 240 kilom. elle représente la région la plus colonisée et possède les villes principales du pays. Son aspect général est des plus varié ; tandis que certaines parties sont sauvages et désolées, d'autres peuvent être considérées comme les plus favorisées du monde. Illawarra, dans la Nouvelle-Galles du Sud, district tout enguirlandé de jardins, de vergers et de gras pâturages, a été surnommé à juste titre le jardin de l'Australie. Gippsland, dans la Victoria, avec ses forêts, ses ravins, ses sombres vallons remplis de fougères, ses chutes d'eau, ses vignobles et ses champs de houblon, ne ressemble en rien à l'idée qu'on se fait de l'Australie. Mais en général la région du littoral est plate, unie, desséchée en été, peu remarquable en un mot par ses charmes naturels. De quelque part que se portent les regards, ils ne rencontrent que le déroulement d'une plaine, à peine sillonnée par quelques dunes de sable peu élevées, ayant pour unique végétation des gommiers et des bruyères.

Le climat de cette région est le même que celui des autres parties de l'Australie. La chaleur est très forte en été, un peu moins cependant que dans la plaine. Le vent chaud intolérable à Melbourne et à Adélaïde, moins fréquent à Sydney, est inconnu à Brisbane. La chute des pluies est considérable ; de 1ᵐ77 par an à Brisbane, elle est de 1^m50 à Port-Macquarie, de 1^m27 à Sydney,de 1^m27 à Cap-Otway,de 0^m76 à Melbourne et de 0^m50 (1) à Adélaïde, mais l'évaporation est si active que l'atmosphère est presque toujours très sèche (2). La pluie ne tombe que par averses, et les journées d'humidité pénétrante, si fréquentes en Angleterre, sont ignorées des Australiens.

Bien que la température du littoral,offre moins de contrastes entre les saisons que celle des montagnes et des plaines, la côte ne doit pas moins être considérée comme la région la plus variable de l'Australie (3). Les brusques

1. Ces chiffres sont approximatifs, les relevés météorologiques des diverses colonies, étant encore trop peu nombreux, pour établir des moyennes précises.

2. [La quantité de pluie tombée dans un lieu n'indique pas le degré d'humidité de ce lieu. Des circonstances locales modifient, dans une large mesure, l'état hygrométrique. La plus importante de ces causes modificatrices réside dans la nature du sol, selon qu'il est ou non perméable. Un sol de sable est extrêmement perméable. Mais cette perméabilité qui diminue l'humidité, est encore bien plus grande, lorsque ce sol de sable repose sur un sous-sol de même nature : ce qui est le cas pour la région des dunes françaises de Gascogne, sur une partie desquelles s'élève Arcachon. Ces terres sablonneuses (sol et sous-sol) filtrent comme à travers un crible, et boivent avidemment l'eau de précipitation. D'où, absence de toute humidité du sol, quelle que soit la quantité d'eau tombée. Une autre cause atténuante de l'humidité, dépend de la présence de certains arbres avides d'eau, tels : l'eucalyptus, le pin maritime, et tous les arbres ou arbustes qui vivent dans les sables, maigres terrains dont ils absorbent avec avidité toute l'eau].

[De telle sorte, qu'au point de vue physiologique, le degré hygrométrique de certaines contrées, est bien inférieur au degré accusé par les instruments, et par la quantité d'eau recueillie].

3. Ce fait est en contradiction avec l'opinion de plusieurs auteurs compétents, qui ont classé le climat côtier de l'Australie par-

changements de température sont fréquents, et il n'est pas rare de voir les tempêtes, ou simplement la pluie et le froid succéder à des journées de chaleur suffocante. Cette variabilité du climat côtier s'explique facilement. L'Australie est un continent chaud, borné au sud par une mer froide, constamment balayée par les courants d'air glacial qui soufflent avec violence du pôle antarctique. Le vent chaud du désert central, et le vent froid des mers polaires, se rencontrent sur la côte australienne, qui devient ainsi le théâtre d'une de ces terribles tourmentes de l'air, se résolvant en perturbations violentes de la température. Or, comme le vent chaud ne s'élève qu'en été, ces brusques variations sont limitées à cette saison. Ce gigantesque conflit des vents, donne naissance à un phénomène d'une grande magnificence, mais l'irrégularité de la température qui en résulte n'est pas sans danger pour l'enfant et le vieillard, et peut être fatale aux malades. On peut donc affirmer que la saison d'été dans la région côtière de l'Australie est variable et capricieuse. Dans quelques endroits favorisés, tels que Eden et Twofold-Bay, dans la Nouvelle-Galles du Sud, et certaines parties du Gippsland dans la province de Victoria, cette variabilité est moindre par suite d'abris naturels ; mais les malades ne fréquentent que les villes principales dont le climat laisse parfois à désirer pendant l'été. Le tableau compa-

mi les climats à température uniforme, ne tenant pas suffisamment compte des variations topographiques que présente l'étroite bande de terre, comprise entre la mer, et les montagnes, d'une part, et les plaines brûlantes d'aute part.

ratif entre Melbourne, Sydney, Adélaïde et Brisbane est
le seul qui présente un réel intérêt.

Voici donc la moyenne annuelle des températures et
des pluies dans ces différentes villes (1) :

	Température moyenne.	Pluie annuelle.
Melbourne . . .	14° C	0^m,76
Sydney.	16° »	1^m,27
Adélaïde	17° »	0^m,53
Brisbane	20° »	1^m,77

On voit que Brisbane est à la fois la plus chaude et la
plus humide de ces villes, mais dans cette capitale du
Queensland le thermomètre dépasse rarement 38° c. et
ne descend jamais à 0°, l'égalité de température est
donc très grande. Le climat est nettement sous-tropical,
et diffère essentiellement de celui des autres capitales.

Les climats de Melbourne, Sydney et Adélaïde ont
entre eux une grande ressemblance. Tous trois présentent des étés très chauds, et de fréquents coups de vent ;
les autres saisons demeurent douces et agréables. L'automne et le printemps y sont délicieux, l'hiver n'est pas
rigoureux comme en Europe. Adélaïde est la plus chaude
de ces trois villes ; elle n'a pour la protéger aucune chaîne
de montagne bien régulière, comme les montagnes
Bleues de la Nouvelle-Galles du Sud, ou la grand chaîne
de partage de Victoria ; aussi a-t-elle beaucoup à souf-

1. Bonwick.

frir des courants d'air brûlants qui viennent de l'intérieur. La configuration de la côte la prive également en grande partie, de l'influence rafraîchissante de ces brises méridionales qui adoucissent la chaleur de Melbourne. Pendant les mois de janvier et de février surtout, il fait très chaud à Adélaïde : le thermomètre monte parfois jusqu'à 46° et 44°c. à l'ombre. Enfin on se fera une idée plus précise de la température moyenne en sachant que le thermomètre s'est élevé 55 fois au-dessus de **32°** c. On a souvent comparé le climat d'Adélaïde à celui de la Sicile, mais cette comparaison est plus imagée qu'exacte.

Sydney est moins élevé comme température qu'Adélaïde, mais son excès d'humidité rend la chaleur plus accablante. Sa température moyenne d'été à **21°**c. et celle de l'hiver à **11°**c., constituent une grande égalité de saison. Les brusques variations atmosphériques ne sont cependant pas rares à Sydney, et le climat d'été est particulièrement inconstant. La neige n'est tombée que deux fois seulement pendant toute la durée de ce siècle. On a par contre assez souvent le désagrément d'une poussière aveuglante, et les moustiques semblent y être plus nombreux que partout ailleurs.

Melbourne, plus frais et plus sec que Sydney, jouit d'une température moyenne de 18° c, en été, et 9° c. en hiver. On a vu la pluie s'élever jusqu'à 0ᵐ81 et descendre jusqu'à 0ᵐ48 ; le premier chiffre représente néanmoins la moyenne la plus générale. Melbourne a sa large part des vents chauds de l'intérieur, et est exposée aux vents froids du Sud, plus qu'Adélaïde et Sydney. Aussi les oscillations thermométriques, sont-elles brusques et fréquentes surtout en été.

On doit donc reconnaitre qu'aucune des villes principales de l'Australie ne réalise les conditions météorologiques favorables aux phtisiques. La chaleur, la poussière,
l'instabilité de la température sont des défauts capitaux
pour des sanatoria. Il existe d'ailleurs en Australie des
endroits plus favorisés que ceux dont nous venons de
parler ; tels sont : Parramatta à l'entrée de Port-Jackson,
caché dans un berceau d'orangers, sous un ciel plus pur
et plus clément que celui de Sydney ; Illawarra dans
la Nouvelle-Galles du Sud dont nous avons déjà vanté
les charmes ; Eden et Twofold Bay qui peuvent être
considérées comme les plus élégantes stations sanitaires
de l'Australie. Dans la province de Victoria certaines
parties du Gippsland jouissent d'un climat tempéré,
des plus agréables, et l'on trouve dans l'Ouest, des villages qui présentent toutes les qualités requises pour
d'excellents sanatoria de phtisiques. Il faut tenir compte
néanmoins des nécessités des malades, et ne point choisir une station où l'on ne saurait leur procurer le bien-
être et le confort désirables.

2° *Région des montagnes.*

La chaîne de montagnes qui, sous différents noms,
court parallèlement à la côte, depuis le Queensland jusqu'à l'extrémité Sud de la province de Victoria, oscille
entre 900 et 2.100 mètres de hauteur. Le mont Kosciosko qui est le pic le plus élevé des Alpes Australiennes, atteint une altitude de 2,653 mètres. Cette longue

chaîne présente plusieurs climats différents, mais outre
que les observations exactes font défaut, il est à craindre
que les malades ne puissent s'y établir d'une façon convenable. La grande valeur que notre expérience chaque
jour plus étendue nous fait donner aux sanatoria des
montagnes, nous permet d'espérer que la grande chaîne
australienne donnera le jour à des rivales de Davos, de
St-Moritz, de Denver et Manitou, de Bogota et d'Arequipa ; mais ceci c'est l'avenir. Pour le moment, le mont
Victoria dans la Nouvelle-Galles du Sud, et le mont
Macedon dans la province de Victoria, représentent les
deux seules stations de montagnes connues en Australie.
Ce sont des villes d'été, d'agréables refuges contre la
chaleur accablante de Sydney et de Melbourne, mais où
les malades sont souvent réduits à remplacer le luxe de
la nourriture par celui de l'air pur et des paysages pitto-
resques.

3° *Région des plaines.*

Nous voici vraiment en Australie. Au-delà des montagnes, s'étend une vaste plaine bornée au Sud par la
rivière Murray dont les affluents, — le Murrumbridgee,
le Lachlan, et le Darling,—donnent leurs noms à chacune
des régions qu'ils traversent ; au Nord par le Queensland, à l'Est par les montagnes Bleues et les Alpes Australiennes, à l'Ouest par le grand désert central. Cette
immense plaine est formée de pâturages accidentés, et
de prairies qui se déroulent à perte de vue, dépourvues

d'arbres ou d'herbes, mais produisant d'énormes quantités de *mesenbryanthemum*, excellent fourrage pour les
moutons. La pluie ne dépasse guère 0ᵐ35, ce qui
serait trop peu pour les besoins de l'agriculture, mais
la Riverina passe, on le sait, pour le plus beau pâturage
du monde. C'est le séjour préféré du colon qui compte
ses arpents de terre et ses têtes de bétail par centaines
de mille, et ne redoute que deux ennemis : la sécheresse,
et le nouveau législateur du pays. Nous retrouvons
dans cette contrée la vie champêtre dans toute son expression, et comme un retour à l'existence des patriar-
ches, qui paissaient leurs troupeaux dans les plaines de la
Mésopotamie. Le colon est là comme un potentat d'Orient,
voyant se dérouler aussi loin que son regard peut s'étendre d'incommensurables plaines qui sont ses domaines.
Les innombrables troupeaux qui peuplent ces plaines portent sa marque ; son plus proche voisin est à 32 ou 48 kilom.
de distance, le village, l'église ou la station de police les
plus rapprochés sont peut-être deux fois plus loin encore.
Entouré de sa famille et de ses serviteurs, n'obéissant
qu'à lui-même, jouissant d'une autorité absolue qu'il
ne fait d'ailleurs point sentir, c'est sans vaine ostenta-
tion qu'il souhaite la bienvenue à tout hôte étranger, et
qu'il le reçoit sous son toit, avec cette hospitalité du
cœur, parfois un peu primitive si l'on veut, mais toujours franche et sincère.

Le climat de ces grandes plaines est caractérisé par
la chaleur et la sécheresse. Le thermomètre s'élève souvent à 43° c. et plus en été, mais par suite de l'extrême
sécheresse de l'air, ce degré de chaleur est moins péni-

ble, que ne le serait une température plus basse sur la côte. Les vents chauds et les tourbillons de poussière sont fréquents, mais les journées calmes et ensoleillées, sont presque la règle en été. Grâce à leur éloignement de la mer, ces plaines ne subissent que très légèrement les effets des vents froids du sud, et bien que la température diurne soit un peu plus élevée que sur la côte, les brusques changements sont moins fréquents que sur le littoral. L'été est assez fatiguant en raison de l'excessive élévation de la température, mais les autres saisons sont délicieuses. Pendant l'hiver il y a toujours un peu de brouillard le matin, mais dès le milieu du jour la chaleur l'a vite dissipé. L'automne et le printemps réalisent l'idéal climatérique.

Le véritable ennemi est la sécheresse. La moyenne des pluies de la Riverina est évalué à 0^m35, mais à certains endroits on a noté à peine plus de 0^m15, certaines années. La région la plus favorisée est le sud de la Riverina, entre le Murray et le Murrumbridgee, où la hauteur des pluies varie entre 0^m61 à Albury sur le Murray, centre important de viticulture, et 0^m38 à Deniliquin. Entre le Murrumbridgee et le Lachlan la moyenne tombe à 0^m25 ou 0^m30, tandis qu'à Menindee, sur le Darling, le relevé ne porte que 0^m15, et 0^m10 seulement à Fort Bourke sur la même rivière. C'est seulement pendant des années exceptionnelles, que la sécheresse parvient à causer de réels et graves dommages.

Telles sont en résumé les principales particularités des divisions naturelles de l'Australie et de leur climat respectif. Il nous reste à examiner en détail, les traits les plus marquants du climat australien dans son ensemble.

A. — *Chaleur*. — L'Australie, comme nous l'avons déjà dit, est une des plus chaudes régions du monde. La ligne isotherme de **27° c** traverse le golfe de Carpentaria, et celle de **21° c.** affleure Brisbane. Néanmoins le caractère spécial de ce climat est plutôt la grande chaleur de l'été, que l'élévation de température pendant toute l'année. Alors même qu'elle est extrême, la chaleur n'est jamais nuisible à la santé. La transpiration s'effectue au milieu de cet air essentiellement sec, et les forces physiques ne sont que très peu diminuées. Les travaux pénibles s'exécutent en plein midi, par les journées les plus chaudes, sans plus de fatigue que pendant une journée de forte chaleur dans nos campagnes. L'auteur a vu jouer au cricket, le thermomètre marquant 38° c.. Pendant la saison chaude tout travail cesse aux Indes au milieu du jour, pour faire place à une longue sieste ; on demande sans cesse des boissons rafraîchissantes, et le sommeil ferme invinciblement toutes les paupières. En Australie, on ne sent pas la nécessité d'interrompre le travail du jour, même aux heures les plus chaudes. Le colon gronde contre le temps, se répand en malédictions contre les souffles brûlants qui l'enveloppent, mais jamais il ne songe à suspendre ses labeurs, et n'accepterait qu'avec mépris l'idée de dormir en plein jour. Dans les districts de la montagne, à la grande chaleur du jour, succèdent des nuits relativement fraîches, mais dans la plaine et sur la côte, la chaleur persiste souvent pendant la nuit.

B. — *Le vent chaud.* — Ce vent peut être comparé au Sirocco et au Simoun d'Afrique. Il prend naissance au sein du grand désert central d'Australie, vaste solitude sans végétation, sans eau, balaie la région des plaines, passe par dessus les montagnes, et descend avec furie sur la côte. L'idée que le passage du vent provoque une chaleur intolérable, est assez nouvelle pour un Européen, habitué à l'association du vent et d'un refroidissement atmosphérique consécutif. En Australie il en va tout autrement, et sous le souffle du Sirocco on voit le thermomètre monter de 27 à 38° c. Il n'est pas rare, qu'en peu de temps, ce vent de feu transforme un champ verdoyant, en une arène de sable. En été l'aube naît dans un ciel brillant, au milieu d'une atmosphère lumineuse et tranquille, mais à mesure que le jour avance, on voit le vent s'élever, d'abord irrégulier, bientôt violent, brûlant, comme l'haleine d'une fournaise. Des nuages de fine poussière rouge voilent le ciel et se répandent sur les champs et les villes. Le soleil ressemble à un disque sanglant, suspendu dans un ciel de feu, et ce n'est que lorsqu'il se couche, que le vent modère son souffle enflammé. D'épais cumulus s'amoncèlent au sud de l'horizon, et le vent rafraîchissant du sud, venu des mers polaires, ne tarde pas à se lever; le thermomètre baisse alors subitement de 16 ou 22 degrés, en quelques minutes. Ces journées là, sont l'ombre noire du tableau australien. Chercher à en amoindrir le caractère funeste serait maladroit. On ne doit cependant pas perdre de vue, que ces journées sont exceptionnelles, même en été, et à peu près inconnues au cours des autres saisons. Melbourne a 14 de ces jours par an, Sandhurst n'en compte que 11, Ararat 8, Ballarat 6 et Alberton 3. De même, il semble évident, comme il a déjà été dit, que le vent chaud, bien que désagréable, est sain pour les gens en bonne santé. Il joue le rôle d'épurateur, emportant les émanations nuisibles, drainant les mauvaises, et détruisant les produits de décomposition.

C. — *Poussière*. — C'est un grand inconvénient aussi bien dans la plaine, que sur la côte, et qui nous paraît surtout dangereux pour les *poitrinaires*; cet inconvénient est moindre dans la montagne, mais inséparable de tout climat sec et chaud.

D. — *Soleil*. —Les longues heures où le soleil brille, sans un nuage, ont fait la réputation de l'Australie, et sont à coup sûr le secret de sa grande salubrité. Dans aucune contrée du monde le soleil n'est si peu et si rarement voilé, et les intervalles forcés dans les affaires et les plaisirs, si peu nombreux. Les idées modernes sur l'énergie solaire rendent ce fait de la première importance pour les phtisiques.

E. — *Douceur de l'hiver*. — La neige et la gelée sont chose rare en Australie. Il est des contrées où l'on n'en a jamais vu de mémoire d'homme ; on a entendu des enfants nés dans la colonie saluer sa première apparition sous le nom de « flocons de laine » et de « pluie blanche ». Habituellement la neige est abondante dans les montagnes, et le froid souvent très vif.

F. *Géologie et végétation*. — La formation géologique

de l'Australie et sa flore dominante ne sont pas sans influence favorable sur son climat. On remarque sur toute l'étendue de l'Australie les effets des mouvements volcaniques ; ses roches calcaires, basaltiques, granitiques et métamorphiques font du sol un milieu favorable à la santé ; les terrains humides ou d'argile étant exceptionnels. Toute aussi bienfaisante est la flore de ce pays. Ses vastes forêts de gommiers, et ses épais fourrés d'eucalyptus dumosa, exhalent des principes volatils qui possèdent des propriétés balsamiques et antiseptiques remarquables. C'est par l'eucalyptus que les marais sont desséchés, les miasmes détruits et la virulence des germes morbides considérablement atténuée. Ce précieux végétal, introduit dans les marais de l'Italie et de l'Algérie, a porté la fertilité et la santé dans ces régions, aujourd'hui habitables, où régnaient auparavant la malaria et la détresse (1). Il n'est donc pas douteux que l'Australie doive à sa végétation de ne pas connaître les pestes des pays chauds.

1. [L'Eucalyptus, grâce à la quantité d'eau que ses racines pompent dans le sol, et qui par ce drainage naturel et profond, a pu assainir l'Italie, la campagne romaine en particulier, et l'Australie, n'est pas le seul arbre doué de propriétés si précieuses. En France, dans les landes de Gascogne, fait semblable s'est produit. Et si la campagne romaine a été rendue salubre grâce à l'Eucalyptus, les landes ont été débarassées des marais et des fièvres par les semis de Pins maritimes. La racine de cet arbre absorbe une grande quantité d'eau, et agit comme agent de drainage du sous-sol. Il faut en moyenne dix ans, pour que les pins ensemencés dans les sables, arrivent à faire disparaître les eaux, à dessécher les marais qui se formaient au pied des dunes. (Dr Lalesque, *Arcachon, Topographie et climatologie médicales*, Paris, Masson).

La santé en Australie. — Si de la question de climat, nous passons à la question de santé, nous trouvons la réputation de l'Australie bien justifiée en tant que sanatorium. La moyenne de la mortalité dans les colonies est calculée à raison de 14 pour 100, environ les deux tiers de celle de l'Angleterre. Le typhus et la rage sont des maladies encore heureusement inconnues des habitants de ce pays. La petite vérole importée bien des fois n'a jamais pu s'y acclimater. La proportion des décès par affections des voies respiratoires est à peine la moitié du chiffre des Iles Britanniques. La scrofule et le rachitisme sont rares, comparativement à la moyenne anglaise. Nous ne parlons pas ici de la phtisie, qui fera l'objet d'une étude ultérieure. Si nous considérons maintenant le revers de la médaille, nous découvrons que la diphtérie sévit avec une grande intensité et une grande fréquence. La scarlatine, la rougeole font souvent de grands ravages, et la fièvre typhoïde ne laisse pas que de se signaler de temps à autre. Les affections du tube digestif dépassent notre moyenne ; les maladies du foie et les maladies parasitaires, les hydatides en particulier, fournissent un gros contingent.

Pour estimer ces faits à leur juste valeur, il est nécessaire d'examiner en détail plusieurs des circonstances qui les entourent. Les conditions de vie et d'hygiène d'une colonie encore jeune, peu nombreuse et relativement inculte, sont à coup sûr bien différentes de celles qui prévalent dans les contrées où la civilisation a pénétré depuis longtemps. La première compte à son actif une atmosphère pure qui n'est point contaminée par l'accumulation de la population ou les déchets malsains des grandes manufactures ; la nourriture y est abondante et peu coûteuse, le travail bien rémunéré ne manque jamais ; simple et saine est la manière de vivre. Par contre l'Australie a beaucoup souffert de la sécheresse et des inondations, de l'absence de la plus primitive hygiène, de son mauvais approvisionnement d'eau, d'un grand nombre de nécessités qui font absolument défaut en certains endroits, entre autres de services médicaux suffisants. L'alcoolisme, ce fléau des contrées nouvelles, cause de sérieux ravages en Australie. De plus, la population mixte d'un pays en formation, offre toujours des caractères exceptionnels ; à l'indigène représentant la force physique dans tout son développement, viennent se mêler les immigrants qui en Australie sont des malades pour la plupart.

Toute déduction faite, il est néanmoins impossible de mettre en doute les excellentes conditions du climat australien. L'évidence prouve que malgré les travaux les plus ardus et les privations de tout genre, le colon jouit d'une excellente santé. Le climat, en permettant le travail en plein air, à toute heure du jour, réalise par là les conditions les plus favorables à la santé, et le sommeil à ciel ouvert, est non seulement possible dans toutes les saisons, mais même agréable et sain.

Le moment est venu, de nous occuper en détail des proportions prises par la phtisie en Australie. C'est un sujet qui a soulevé et soulève encore d'ardentes polémiques. Dans le monde médical de Melbourne et ailleurs, quelques autorités soutiennent fort et ferme, que le climat australien possède une influence prophylactique sur les sujets qui ont une prédisposition héréditaire à la phtisie, prolonge la vie et exerce même parfois un effet curatif dans des cas de phtisie en pleine évolution. D'autres au contraire, lui dénient absolument toute vertu thérapeutique de ce genre. Nous allons essayer de porter quelque lumière dans la question. On est généralement d'accord sur ce point, que cette maladie était fort rare à l'origine de la colonisation du pays. Or il est notoire qu'aujourd'hui, cette affection est devenue fréquente, surtout dans les grands centres. Des observations qui datent de 1850 à 1875 établissent, que dans la colonie de Victoria sur 100,000 habitants, 126 mouraient des suites de la phtisie ; en Angleterre on en comptait 256, c'est-à-dire le double environ. Les chiffres publiés par la société médicale de Victoria pendant une période de cinq années, sont également d'accord avec la période précitée. Ce relevé établit, que la proportion des cas de phtisie pour 10,000 habitants est 12,60, à Victoria, contre 22,83 en Angleterre. Dans la seule année 1883, sur 10,000 habitants on trouve 13,21 phtisiques à Victoria, et 22, 91 en Angleterre. Si nous nous transportons dans la nouvelle Galles du Sud, nous trouvons dans la seule année 1883, 941 décès de phtisiques sur une population de 869,310 âmes ; mortalité qui ne dépasse guère 1 pour 1000, alors qu'en Angleterre la moyenne varie de 3,2 pour 1000 à Londres, et 2,2 dans quelques contrées agricoles. L'Australie méridionale présente les mêmes moyennes. En 1883, la colonie composée de **304,515** habitants, comptait **313** décès de phtisiques, soit environ 1 pour mille (1).

Si l'on en croit cette statistique — et nous savons qu'elle jouit d'une réputation d'exactitude bien méritée — il paraît impossible de résister à cette conclusion, que la phtisie sévit beaucoup moins dans les colonies australiennes que dans nos villes. Sans doute elle se propage aujourd'hui avec une rapidité bien significative, et l'on prévoit déjà le moment ou par suite de l'accroissement de la population, ce genre de mortalité égalera notre moyenne anglaise. Nous n'avons pas à nous occuper de ce que l'avenir nous réserve, mais bien de ce que réalise le présent ; en l'état actuel, l'immunité relative de cette contrée pour la phtisie, nous paraît indiscutable.

Si l'on compare le relevé des villes, par rapport à celui de la colonie toute entière, on se trouve en présence de faits surprenants et instructifs. Ainsi dans l'année **1883**, la mortalité des phtisiques à Melbourne fut de **2,2** pour **1000**, tandis qu'elle n'était que de **0,87** pour le reste de la province de Victoria, contraste vraiment éloquent et significatif. Dans la même année, Adélaïde atteignait le chiffre de **2,8** pour **1000**, tandis que la colonie toute entière de l'Australie méridionale, y compris la capitale, dépassait à peine 1 pour **1000**. Ces faits viennent appuyer notre doctrine à savoir : que *les grands centres de population ne sauraient constituer des sanatoria pour phtisiques*. Les villes principales de

1. Bonwick.

l'Australie atteignent en effet la même moyenne qu'en Angleterre, au lieu que la mortalité des phtisiques dans les villages de cette colonie, reste beaucoup au-dessous de celle des nôtres.

Les chiffres suivants font d'ailleurs ressortir ce contraste d'une manière frappante :

Mortalité par suite de phtisie

Londres, **3,2** pour 1000 ;   Melbourne, **2,5.**
Angleterre rurale, **2,5** à **2,2** ; Victoria rurale 0,87.

D'où découle la supériorité du climat de l'Australie intérieure, et sa valeur thérapeutique dans la phtisie ; laissant de côté les grandes villes qui ne présentent guère plus d'avantages que les nôtres. Un praticien de Chepstow, petite ville de la province de Victoria située à 457 mètres d'altitude, n'a rencontré qu'un seul cas de phtisie pendant 8 années d'exercice. Burra, dans l'Australie méridionale, avec **8,394** habitants, n'a eu que **3** cas mortels de phtisie dans l'année **1883.** Angaston, dans la même colonie, sur **5,111** habitants n'a eu qu'un seul décès de cette catégorie (1).

En présence de cette grande supériorité des contrées rurales sur les grandes villes, nous nous trouvons fort embarrassés pour déterminer le nombre de sujets arrivés phtisiques en Australie, et celui des phtisies acquises sur place. Les témoignages médicaux sont en conflit sur ce point ; les uns disent pour les cas importés **2/5,** les autres

1. Bonwick.

9/10 à Melbourne; ce qui constitue une grande divergence. Sans nul doute le nombre des malades arrivés à Melbourne, Sydney et Adélaïde pour y mourir, est la majorité, mais même en tenant compte de cela, il n'en reste pas moins évident que les grandes villes ne sauraient convenir aux phtisiques.

Puisqu'il est bien démontré que l'Australie possède certains avantages pour les phtisiques, il est important d'apprendre à profiter le mieux possible de ces avantages et de bien les connaître. Dire à un phtisique « allez en Australie », c'est comme si on disait à un malade quelconque « vous trouverez probablement un remède qui vous fera du bien dans une pharmacie ». Le choix judicieux du milieu s'impose aussi bien pour le premier, que celui des remèdes applicables au second. Recommander le séjour dans ce pays sans indiquer le lieu de la résidence, c'est faire preuve d'une ignorance impardonnable, et faire du traitement de la phtisie par le climat, une coupable bouffonnerie. Il est donc utile de jeter un regard sur les avantages spéciaux et les inconvénients des trois grandes divisions naturelles de l'Australie ; la côte, la montagne, la plaine.

Les grandes villes situées sur la côte sont nettement contre-indiquées dans la phtisie, ainsi que nous l'avons vu, à cause de leur climat capricieux. Le plus souvent le malade s'établit à Melbourne, Sydney et Adélaïde, imbu de l'idée erronnée qu'il trouvera dans toutes les villes de la colonie les mêmes avantages; désireux peut-être aussi de rester dans un cercle d'amis, au milieu des plaisirs et des distractions. Dans la plupart des cas, c'est

de sa mort qu'il paie son ignorante imprudence. Mais il
est des sujets qui, jeunes encore, ont acquis leur mal
dans l'air vicié des boutiques ou des ateliers, et qui vont
en Australie chercher, dans une grande ville, une occupation du genre de celle à laquelle ils doivent leur mal.
Ceux-là sont vraiment dignes de pitié, car la mort ne
tarde pas à les saisir au milieu même de leurs labeurs.
Que si l'on doit négliger de tenir compte de ces deux principes : éviter les grands centres et les travaux sédentaires
intérieurs, il est du devoir du médecin de dire au malade
de se laisser mourir chez lui.

Laissant de côté les grandes villes, il existe sur la
côte, des localités qui peuvent être utilement fréquentées
dans certains cas de phtisie compliquée. Eden, dans
la Nouvelle Galles du Sud, Alberton, dans la colonie de Victoria, jouissent d'un climat doux et tempéré,
un peu plus humide que celui de l'Australie en général,
mais possédant le grand avantage d'être à l'abri du vent
chaud. Pour les phtisiques qui peuvent supporter l'air
vif d'un climat marin, on recommandera Belfast ou Warr-
nambool dans la province de Victoria. Dans la région
qui s'étend du bord de la mer jusqu'au pied de la grande
chaîne de montagnes, on rencontre certains endroits
très salubres, tel que Kyneton (Victoria) élévation 530
mètres, et toute la portion intérieure d'Illawarra, dans
la Nouvelle Galles du Sud.

En somme, on ne saurait recommander aux phtisiques
d'une manière absolue, la région littorale de l'Australie.
Son climat est trop inégal, son état hygrométrique beaucoup trop variable, trop fréquente aussi la tourmente

des vents dans ces parages, et trop faible au contraire le degré de sécheresse de l'atmosphère, qui pour certains cas, est l'un des mérites spéciaux de l'Australie en général, en tant que résidence sanitaire.

Vient ensuite la région des montagnes qui possède plusieurs localités, placées dans les meilleures conditions météorologiques. Malheureusement nous manquons d'informations exactes sur cette contrée où il est d'ailleurs difficile, croyons-nous, de pouvoir s'installer commodément, si tant est que l'accès en soit possible. Nous avons déjà cité Mount Victoria et Mount Macédon, comme présentant tous les avantages de bonnes stations estivales ; les collines de la Nouvelle Angleterre possèdent aussi dit-on, un admirable climat. Comme résidence d'hiver dans la montagne, l'auteur ne connaît rien de convenable, mais il est certain qu'on en pourrait trouver en cherchant bien, quoiqu'en cette saison la montagne devienne le royaume des vents et des pluies diluviennes. On n'a encore décrit, en Australie, aucun endroit qui possède des conditions climatériques hibernales, comparables à celles que l'on trouve dans les Hautes-Alpes.

Nous venons de voir que ni la côte, ni la montagne ne réalisent l'idéal du séjour pour les phtisiques ; il en est tout autrement des grandes plaines intérieures de la Riverina, dans la Nouvelle Galles du Sud, et des prairies du Darling dans le Queensland, deux sanatoria de premier ordre. Leur climat ranime promptement les forces du malade, lui rendant tout effort facile, et lui créant une existence délicieuse. Transporté au milieu d'une ruche de travailleurs actifs, il rougit d'être là, indolent et inutile. Délaissant peu à peu sa canne de malade, il monte bientôt les plus vigoureux étalons, dans de longues excursions aux huttes lointaines des bergers, prend part aux chasses de kangouroo et ne tarde pas à s'étonner de son merveilleux appétit, comme aussi de son augmentation de poids. Il est évident que dans ce genre de cure, le climat n'est qu'un des facteurs, l'existence en plein air, l'exercice, l'oubli de son mal, l'intérêt nouveau que l'on prend à la vie, la nourriture abondante et saine, constituant tous les autres facteurs de guérison, contre cette maladie qui n'est souvent, au début, que la conséquence d'un défaut de nutrition, une dystrophie, et ne devient que plus tard une véritable affection pulmonaire.

Sans doute on est quelquefois déçu, et la phtisie va chercher ses victimes jusque dans les plaines du Darling ou du Murrumbridgee. Il n'est cependant pas de colon dont la maison n'ait abrité ou n'abrite quelque phtisique, et il n'est pas de voyageur au centre de l'Australie qui ne soit profondément impressionné de la confiance des immigrants dans leur climat. Il n'est pas jusqu'aux insuccès et aux décès, qui ne viennent même parfois confirmer cette grande foi en l'efficacité du climat dans la phtisie. En effet, ou bien le malade arrive à la dernière période de son affection et la mort survient avant que la réaction puisse s'opérer; ou bien il quitte, à moitié guéri, l'humble et monotone bourgade à laquelle il doit son amélioration, pour aller à Melbourne ou à Sydney, perdre en quelques jours, tout ce qu'il avait gagné là-bas, courant ainsi vers une mort prématurée, ou tout au moins fuyant, en la maudissant, une contrée dont il n'a pas su bénéficier.

Il serait donc inutile de se rendre dans les plaines d'Australie, si on ne devait pas s'accomoder de la vie et des habitudes de ses habitants. L'étranger reçoit une large hospitalité, mais il doit compter beaucoup sur lui-même, savoir se servir au besoin, se contenter d'une abondance plus saine que luxueuse, diminuer ses exigences, se mêler aux plaisirs et même aux labeurs de ceux qui l'entourent. De cette façon le malade trouvera le salut, mais hélas ! voudra-t-il le comprendre ? La chaleur de l'été est le plus grand désagrément de la plaine ; s'il devient indispensable de s'en protéger, on peut gagner les collines, ou même la Tasmanie qui est l'oasis préférée des Australiens, pendant les ardeurs brûlantes de l'été.

Il est regrettable que les malades arrivent généralement en Australie pendant l'été. C'est sans doute pour échapper à nos hivers du Nord ; mais lorsqu'on arrive à Melbourne et Sydney vers Noël, on éprouve une certaine déception. On voudrait pouvoir visiter le pays, mais le climat variable des grandes villes, l'intensité de la chaleur, quelquefois aussi la sécheresse, ne le permettent pas. Reste la Tasmanie, mais ne dit-on pas que chaque steamer pour Launceston est bondé de passagers, et que tous les lits d'Hobart sont occupés ? Tenté par les distractions bruyantes de Melbourne ou de Sydney, on a tôt fait de détruire tous les bienfaits du voyage, et de compromettre l'avenir.

Le mois de mars est la meilleure époque que l'on puis-

se choisir pour commencer un séjour en Australie ; c'est
la plus belle saison de l'année. La chaleur de l'été a fait
place à une atmosphère idéalement brillante, et les plaines brûlées jusqu'alors, ont revêtu à nouveau leur manteau de fleurs et de verdure. Le climat des villes de la
côte, est plus égal qu'aux autres saisons, et à mesure que
l'automne s'éteint, les malades peuvent s'avancer dans
l'intérieur, et jouir de l'admirable hiver de la Riverina
ou des plaines du Darling. Cette dernière région forme
un plateau élevé de 610 mètres au-dessus du niveau de
la mer, abrité des bouleversements de l'atmosphère marine ; c'est le sanatorium favori des grands personnages
de la colonie. Toowoomba à 164 kilomètres ouest de
Brisbane, en est la ville principale. La jolie station de
Warwick mérite aussi sa grande réputation. Malheureusement pour arriver en mars, il faudrait quitter
l'Angleterre en décembre ou janvier, et ce serait une
imprudence de prolonger le séjour chez soi jusqu'à
cette époque. Le mieux serait de passer le commencement de l'hiver dans le midi de la France, ou en Italie,
et de ne prendre le steamer à Naples ou à Marseille que
vers la fin de janvier. Il y aurait encore une autre ressource, ce serait de partir d'Angleterre sur un navire à
voiles au mois de juillet, ou par steamer en août, pour
attérir en Australie en octobre. Le printemps australien rivalise avec la fraîcheur et la beauté de l'automne ; en arrivant en cette saison on a le temps de
connaître, avant les grandes chaleurs, les particularités du pays, et d'arranger prudemment son programme d'été.

La règle à suivre en pareil cas peut se résumer ainsi: éviter soigneusement tout séjour prolongé des centres ; dans certains cas (qui seront toujours appréciés par un médecin compétent) il pourra être bon de s'établir sur la côte ; le mieux en général, est de se faire adresser à quelque colon, chose facile dans les grandes plaines intérieures, et de s'établir au milieu des pâturages mêmes, avec la ferme résolution de se débarrasser de son mal par la vie en plein air, et d'y demeurer jusqu'au jour où le médecin déclarera la cure complète. Arriver en Australie, en été serait s'exposer, outre la chaleur, à des troubles intestinaux très fréquents à cette époque de l'année. Que si ces règles sont observées il y a tout lieu d'augurer favorablement de la guérison; au contraire courir les hôtels en un steeple-chasse autour de l'Australie, visiter les grandes villes, ne rien changer à la manière de vivre que l'on mène chez soi, serait parfaitement inutile et même dangereux.

Et maintenant quels sont les cas qui se comportent le mieux en Australie ? Comme nous aurons à étudier chaque climat par rapport à chaque type de malade, nous n'examinerons ici cette question que très superficiellement. L'Australie doit être recommandée dans les cas de phtisie commençante, auxquels l'air des montagnes ne saurait convenir. Par suite de sa chaleur et de son action puissamment stimulante, ce climat n'est applicable ni aux cas compliqués de troubles intestinaux et hépatiques, ni aux constitutions nerveuses. Les cas accompagnés de lymphatisme se trouvent très bien de l'Australie. Si le malade sait se livrer aux exercices de plein air, s'il ne craint pas d'endosser l'habit du mineur, du berger et de l'artisan, de sacrifier sur l'autel de la santé, le luxe et le confort de la civilisation moderne, il sera très bien de lui conseiller l'Australie.

Il n'est peut-être pas inutile de compléter les considérations qui précèdent, par un rapide coup d'œil sur les charmes et les ressources que présente l'Australie, au point de vue du pittoresque de ses paysages, de l'aménagement de ses hôtels, et de quelques autres particularités, qui pour être des questions moins importantes que celle du climat lui-même, intéressent néanmoins le bien-être et la santé des malades.

A part quelques exceptions telles que les sauvages beautés des montagnes Bleues, les pentes gazonnées d'Illawarra, et les antiques forêts du Gippsland, le pays est en général dépourvu de sites pittorresques. Le sol de l'Australie renferme des mines d'or d'une grande richesse, la fertilité de ses plaines en fait le grenier du monde, dans ses immenses pâturages errent d'innombrables troupeaux dont la toison fournit tous les marchés de Londres et de New-York, mais l'œil et l'imagination trouvent peu à glaner pour leur propre satisfaction. L'aspect général du pays est monotone. « L'éternel » Eucalyptus est passé en proverbe. Les grands espaces dénudés de tout arbre, les vastes champs de blé, l'incommensurable désert, sont tous d'une monotonie désespérante. Les rivières sont des torrents à la saison des pluies, des cloaques fangeux tout le reste du temps ; et les lacs de vilaines flaques d'eau saumâtre.

Ecoutons comment un écrivain indigène décrit les

beautés naturelles de sa patrie : « On ne rencontre qu'en Australie la nature neuve encore, inhabile à se parer, ne formant que des zigzags grotesques, incohérents. mais toutefois bien originaux. L'étranger apprécie peu la beauté de nos arbres sans ombre, de nos fleurs sans parfum, de nos oiseaux au vol lourd, de nos quadrupèdes inhabiles à marcher. Pour l'habitant de ces plaines sauvages, un charme exquis se dégage cependant de cette terre, théâtre fantastique des plus étranges phénomènes. La solitude qui l'enveloppe se peuple pour lui d'objets familiers ; les mille bruits qui naissent sous ses pas sont comme autant de voix inconnues, mystérieuses, que lui seul connaît et comprend ; il lit comme à livre ouvert, les étranges hiéroglyphes que tracent dans l'espace les troncs géants des Eucalyptus, dont la violence du vent a tordu les branches en de grimaçantes attitudes, et qui dressent leurs squelettes raidis par les nuits froides. L'étrangeté de cette terre sauvage, connue sous le nom de Bush, se conçoit, et la poésie de nos solitudes fait comprendre pourquoi Esaü libre préféra son désert de sable, aux richesses exubérantes de l'Egypte. »

Cette habile et pittorresque description voile à peine la laideur de certaines parties de l'Australie. Si du moins les charmes naturels étaient les seuls qui fassent défaut au pays ! Mais hélas ! ne peut-on pas en dire autant de la société qui compose la colonie. L'indigène qui vit d'une existence quasi-animale n'a conservé aucun vestige de l'imagination du « Grec vivant sur sa terre de collines », peuplant ses rivières et ses forêts de nymphes et de dryades. L'Olympe ne tient pas ses assemblées sur les sommets du Mont Kosciosko. Aucun triton ne veille sur les eaux du Murray ou du Yarra-Yarra. Point de châteaux en ruines où la vigne s'entrelace aux crénaux démantelés, point de muses fuyant sous les saules, point de romans de chevalerie ni de légendes d'amours. Le passé de ce pays est un livre en blanc. Seul le paléontologiste trouverait peut-être à découvrir quelques traces de son histoire à travers les âges, en fouillant ses forêts, et ses grottes souterraines ; et sans doute ces découvertes ne présenteraient que peu d'intérêt et d'importance.

Cependant le voyageur intelligent trouvera quelque attrait au milieu de cette monotonie, et ne sera pas forcé de noter sur son carnet de touriste : « *Climat et prœterea nihil !* » Si les beautés physiques manquent en effet, le pays soulève bien des problèmes philosophiques en présence d'une nature puissante, d'une terre colonisée par ce que l'espèce humaine possède de plus primitif et de plus énergique. N'est-ce pas un sujet d'études intéressantes que de rechercher par quels moyens ces colons d'un autre âge arrivent à résoudre les conditions primordiales de la vie, d'étudier leur agriculture et leur commerce, leurs mœurs, leurs habitudes, leurs lois toutes spéciales ? Dans le monde civilisé, société, mœurs, gouvernement, tout cela est stéréotypé, et si bien moulé sur un modèle identique, qu'on ne sait plus retrouver dans ce dédale, les principes fondamentaux et élémentaires, qui furent la base des lois. Dans un pays nouvellement créé, ces premiers éléments de morale apparaissent en relief. Le peintre et le poëte peuvent être désappointés en Australie, non point le politicien, ou le philosophe.

En un sens, l'Australie est une terre extraordinaire. Point de pays plus pauvre jadis en plantes et animaux ; il n'en est pas qui ait plus merveilleusement fécondé les produits importés. A son origine, on ne voyait d'autre essence végétale que le gommier et l'osier ; d'autres animaux que les marsupiaux, d'autres oiseaux que les perroquets. Aujourd'hui,. on retrouve en Australie presque tous les arbres, les fruits et les animaux qu'on voit en Angleterre. Les pommiers, les pruniers, les mûriers s'y développent avec une vigueur sans pareille, sous les rayons de la Croix du Sud. Les troupeaux de moutons se comptent par millions ; les lapins fourmillent par myriades creusant sous les pâturages, des galeries qui menacent de les ruiner complètement. Quand revient l'automne, les larges plaines dénudées, peu agréables à l'œil, se prennent à onduler en une mer d'épis d'or, qui. approvisionne les plus grands marchés du monde.

Les commodités du voyage en Australie augmentent chaque année, bien qu'il reste encore beaucoup à faire dans ce sens. Les chemins de fer sillonnent le pays de toutes parts, mais la vitesse et les ressources de la route laissent encore à désirer. Sur les principales lignes on ne voit encore que deux trains par jour, et qui ne font pas plus de **32** kilom. à l'heure. Melbourne et Sydney sont actuellement en communication, et le jour n'est pas loin où la voie ferrée réunira Adélaïde à ces deux villes. La poussière et la chaleur en été, les inondatious dans les autres saisons, rendent souvent le voyage désagréable et parfois périlleux. Dans les régions où le chemin de fer n'a pas encore pénétré, on a la ressource du «Cobb». Sans doute ces véhicules n'ont rien de bien gracieux, ni de bien commode, mais ils ont en revanche le précieux avantage, de résister avec succès, aux cahots de la route à travers champs. Ces sortes de chemins naturels sont une véritable nouveauté pour les gens civilisés, habitués aux grandes voies bien entretenues. Il faut de la bonne volonté pour appeler cela une route ; pour être plus exact, on devrait dire que ce sont des sentiers à travers des forêts vierges, ici montant à pic, là s'enfonçant tout-à-coup dans une ravine impraticable, bloqué plus loin par le tronc renversé de quelque gommier, et bientôt par un pont brisé et un torrent impétueux. Les communications entre les provinces s'effectuent à l'aide d'un steamer, et il n'y a pas longtemps, ce service lui-même était loin d'être l'idéal du genre. Depuis peu cependant, on trouve entre les villes principales des bâteaux bien aménagés ; l'encombrement des voyageurs est néanmoins un grand désagrément.

Les hôtels de l'Australie ne rappellent, que vaguement, ceux de l'Amérique et des principales contrées d'Europe ; dans certains districts il faut savoir se contenter d'une auberge plus que primitive, et d'une nourriture plus abondante que choisie. En revanche, la viande, le mouton en particulier, est extrêmement bon marché, le bœuf à peine plus cher, mais de moindre qualité, le poisson rare, et généralement assez mauvais. Melbourne se glorifie de ses *shnappers*, Hobart de ses *trumpeters*! et la Riverina de sa morue de Murray. Dans ses moments de sobriété, le colon parle avec regrets du saumon, du turbot, de la sole et du merlan. Les légumes pourraient à coup sùr être meilleurs, plus variés et plus abondants, si leur culture n'était pas entièrement livrée aux mains des Chinois ; les fruits du moins sont excellents et abondants.

Si donc nous voulons résumer les mérites et les défauts que l'Australie présente aux malades nous dirons : Le climat est sain malgré la chaleur excessive de l'été, les vents chauds et les tourbillons de poussière. Le climat de la côte, exposé à de brusques perturbations, ne saurait être recommandé, mais les vastes plaines intérieures ont une grande valeur et une incontestable efficacité. Les moyens de transport laissent à désirer, mais chaque année voit un progrès réalisé dans ce sens. Les provisions de bouche peuvent être considérées comme abondantes, et de qualité suffisamment bonne, mais ne se signalent point par leur variété et leur raffinement. Comme distractions et société il ne faut point établir de comparaison avec les contrées du vieux continent civilisé, habile dans l'art de créer sans cesse des attractions nouvelles

Il n'est que juste d'ajouter un mot en faveur de l'hospitalité généreuse de l'Australien, qui fait oublier à l'étranger non seulement l'aspect étrange de cette nature, mais aussi l'éloignement des siens, et les vastes horizons mobiles de cet océan qui l'a ballotté pendant son voyage, et auquel il devra livrer à nouveau son existence. Toutefois à peine le voyageur a-t-il mis pied à terre, que s'il ne retrouve pas les mœurs et les institutions de son pays, la même langue et le même sang que chez lui, il sent au moins qu'il va vivre au milieu d'amis dont l'accueil, simple et libéral, lui promet déjà un réel dévouement et une sincère affection.

CHAPITRE VII

La Tasmanie

La Tasmanie est une île en forme de cœur, à peu près
de la même grandeur que l'Irlande, ou Ceylan, formée
au centre par une plaine, flanquée à l'est d'une chaîne
de montagnes, dont les sommets atteignent une altitude
de 1,525 mètres ; à l'ouest par un haut plateau d'où dé-
valent les unes sur les autres les superbes croupes des
monts, dont les derniers contreforts se dressent au devant des tempêtes, que la grève essuie sans relâche à
l'ouest.

Ce pays possède de nombreuses rivières, fort jolies ;
une côte toute dentelée, riche en golfes et en baies, de
grands lacs et des forêts d'une riche végétation. Cette
végétation luxuriante couvre tout le pays, dans une
succession de collines et de vallons rappelant beaucoup
plus le paysage anglais, que celui de l'Australie, le continent voisin. Ici plus de plaines dénudées, plus de forêts de gommiers délabrées ; les rivières ne vont point se
perdre dans le sable ou dans les eaux saumâtres de quelque lac désolé, l'œil n'est plus fatigué par l'éternelle
monotonie du paysage ; cette île est au contraire l'un des

plus gracieux recoins du monde, et ses beautés naturelles se rehaussent par contraste d'avec la laideur remarquable de la terre voisine.

Cinq régions appellent notre attention, ce sont : les
districts du Nord, de l'Est, de l'Ouest, de la côte du Sud,
et des plaines du Centre. La partie montagneuse de l'île
est encore trop déserte pour attirer les malades.

La côte Nord est la région la plus favorisée de la
Tasmanie. Launceston ressemble à une petite ville anglaise bien prospère, et l'on prendrait aisément le pays
qui l'environne pour le Comté de Kent ou de Devon.
Ses haies d'aubépines, ses troënes (inconnus en Australie), le chèvre-feuille et l'églantine qui entrelacent leurs
frais et délicieux parfums délassent les voyageurs des
plaines de Victoria et de l'étourdissant va et vient de
Melbourne. L'hiver à Launceston est de 12° en moyenne,
l'année entière atteignant environ 19°; la chute d'eau ne
dépasse pas 28 jours, et l'évaporation $0^m,28$; aussi
peut-on dire que c'est un climat humide en comparaison
de l'Australie, où le degré d'évaporation est ordinairement supérieur à celui des pluies. La chaleur de l'été
n'est pas excessive, bien que les vents chauds du continent voisin se fassent parfois sentir d'une façon désagréable. Le froid est un élément inconnu.

Outre Launceston on rencontre plusieurs villes le long
de la côte nord qui jouissent d'un climat très doux et
très sain. Woolnorth et Emu Bay ont une grande réputation, mais avant de s'installer dans ces stations encore
secondaires et relativement peu fréquentées, les malades devraient s'assurer, autant que faire se peut, de la
possibilité d'y séjourner et d'y vivre.

La côte Est présente les mêmes particularités ; le vent s'y fait toutefois moins sentir, tandis qu'on est soumis aux brises du sud-est.

Le contraste le plus fréquent nous attend sur la côte Ouest. C'est une région rocheuse et sauvage, ouverte de toutes parts aux vents d'ouest chargés d'ondées, et dévastée en conséquence par les tempêtes et les pluies diluviennes. On note chaque année $1^m,51$ à Macquarie Harbour et $1^m,96$ au mont Bischoff. Sans être malsain, le climat de cette contrée ne convient cependant pas aux phtisiques.

La côte Sud ressemble à celle de l'ouest relativement au vent, mais non pour la pluie qui n'atteint à Hobart que $0^m,70$. Le climat de cette dernière ville a été porté aux nues. C'est en effet un séjour des plus fortunés, situé sur le magnifique estuaire du Derwent, à l'ombre gigantesque du mont Wellington. Sa température moyenne annuelle est de 13° c., mensuelle elle varie de 19° c., en janvier, à 10° c., en juillet. Les vents chauds y sont moins sensibles qu'à Launceston, et le froid est pour ainsi dire nul pendant la saison d'hiver, qui ressemble à un automne doux d'Angleterre. Hobart ne réalise cependant pas la perfection du climat, à cause de sa température assez variable et des vents froids du sud qui soufflent avec une fréquence excessive.

La plaine centrale qui se trouve directement abritée par les montagnes, possède un climat plus brûlant en été, et plus froid en hiver que les régions de la côte. Oatlands à 80 kilom. nord de Hobart, à une altitude de 400 mètres, jouit d'un climat reconstituant.

On ne saurait mettre en doute l'excellence de la Tasmanie au point de vue climatérique. La mortalité n'est environ que de 15 pour 1000, et les maladies endémiques ne s'y développent pas. La mortalité chez les enfants est très faible, et les exemples de longévité ne sont pas rares. Longtemps cette île fût le sanatorium favori, et la station de plaisir, préférée des riches colons australiens qui trouvaient chez elle, sur la côte rafraîchie par la brise, dans ses clairières ombreuses et ses plateaux salutaires, un heureux changement aux conditions climatériques de leur propre pays. Le paysage toujours gracieux et changeant, le climat variable mais sans excès, le calme et le repos qui planent dans l'air, tout se réunit pour faire de la Tasmanie un sanatorium naturel. L'australien bénit la vie calme, sereine, de ce moderne asile du sommeil, lui qui s'agite sans cesse dans l'activité et le tourbillon de ses mines d'or. Hobart, la ville principale de la Tasmanie, ignore elle-même ce murmure continuel des grandes villes coloniales. Deux fois par jour un petit train arrive de Launceston ; de temps à autre un steamer qui siffle en arrivant de Melbourne ou de Dunedin, cause un certain émoi parmi les fabriques de conserves ; plus rarement encore une baleinière jette l'ancre dans le Derwent, au retour d'une chasse au léviathan antarctique. Il serait malaisé de découvrir un lieu où le malade puisse aussi bien s'abandonner à la quiétude et à la rêverie. En été, à l'arrivée des touristes, il se produit une sorte de mouvement dans la vie Tasmanienne, mais en mars les étrangers s'enfuient et le calme — pour ne pas dire la stagnation, se rétablit de nouveau. Les émigrants entreprenants et hardis évitent la Tasmanie pour les raisons mêmes qui la font rechercher des malades.

La Tasmanie est un milieu excellent pour un grand nombre de malades, et cependant son utilité et ses avantages dans la phtisie ne sont rien moins que prouvés. Assurément la mortalité par phtisie est faible — à peine 137 morts en 1883 sur 126,260 habitants c'est-à-dire un peu plus du tiers de l'Angleterre — mais il est avéré que le Tasmanien qui se voit atteint de tuberculose se réfugie en Australie, coutume qui doit certainement être consacrée par les résultats. — On pourrait d'ailleurs théoriquement arriver à mettre en doute la convenance de la Tasmanie comme résidence permanente pour les phtisiques. Bien que son climat soit en effet plus sec que celui de l'Angleterre, il est encore humide par rapport à celui de l'Australie, les pluies dépassant de beaucoup l'évaporation. C'est en outre une région venteuse et variable. Aussi peut-on dire que la Tasmanie est un excellent refuge temporaire dans la phtisie, pendant les très fortes chaleurs de l'Australie, mais qui ne doit point être habité d'une manière permanente pendant toute l'année. Il y a certainement plus de chances de guérison dans la Riverina ou sur les pentes de Darling. Si pour quelque considération personnelle un phtisique choisit la Tasmanie comme résidence, il doit aller de préférence dans le nord ou l'est de l'île. Launceston réunit plusieurs avantages ; son exiguité et l'absence de toute manufacture suppriment un grand nombre d'inconvénients propres aux grands centres. Le comté de Devon qui l'avoi-

sine est un pays délicieux. La côte ouest est entièrement
contre indiquée dans la phtisie, et la région méridionale
est trop tourmentée par les vents. Quelques régions intérieures peuvent être favorables aux cas simples de phtisie, susceptibles de répondre aux effets du climat, mais
leur installation est encore actuellement si primitive,
que le malade doit, avant de s'y aventurer, s'assurer
s'il est possible de s'y procurer un bien être relatif.

CHAPITRE VIII

La Nouvelle Zélande.

Pour tout Anglais, les trois belles îles, auxquelles le hasard a donné le nom mal approprié de Nouvelle Zélande, constituent simplement une partie du groupe des colonies Australiennes. Il oublie qu'entre l'Australie et la Nouvelle Zélande, roule un Océan aussi vaste que celui qui sépare l'Islande du Labrador ; et il ignore qu'en fait de paysages, de climat, de productions naturelles, leurs points de ressemblance sont moindres que leurs points de contrastes. L'Australie est en somme un pays plat, la Nouvelle Zélande, est traversée sur des centaines de kilomètres par une des plus belles chaînes de montagnes du monde. L'Australie est une terre de landes, de sécheresse, de buissons touffus ; la Nouvelle Zélande n'a pas de désert, et ne connaît pas les misères liées au manque d'eau prolongé. Le climat Australien est très chaud, le climat de la Nouvelle Zélande est d'ordinaire tempéré. L'Australie est le pays de l'éternel « gommier », la Nouvelle Zélande est la « terre des grandes fougères. » Cependant elles se ressemblent par leurs mines d'or, leurs innombrables troupeaux et leurs grandes cultures de blé. Mais au point de vue de la climatologie médicale, mieux vaut oublier que des considérations sociales et ethnologiques ont fait de la Nouvelle-Zélande, une sorte d'*annexe* de l'Australie, et la considérer comme une contrée absolument différente.

Ce groupe d'îles formant une étroite bande de terre, allongée sous le 13e degré de latitude, nous devons nous attendre à trouver dans la Nouvelle-Zélande différents types de climats. Les régions les plus nord, sont aussi rapprochées de l'Equateur que le Maroc ; tandis que les contrées du Sud occupent dans l'hémisphère sud, une situation analogue à celle de la Suisse dans l'hémisphère Nord. En établissant ces comparaisons, il est cependant nécessaire de se souvenir que l'hémisphère sud est, *cœteris paribus*, plus froid que l'hémisphère nord. A la vérité le climat d'Aukland ne possède pas la chaleur excessive du Fez, mais est très comparable à celui de Montpellier ou de Nice, tandis que la province du Southland ressemble, quant aux conditions climatériques, non pas tant à la Suisse et à la France, qu'à l'Ecosse ou à l'Ulster. Cette différence entre les climats des deux hémisphères, à latitudes égales, a été diversement interprétée, il en faut tenir compte lorsqu'on compare le climat de l'Australie, de la Tasmanie et de la Nouvelle-Zélande.

Il faut également se souvenir que la Nouvelle Zélande présente presque toutes les variétés de plaines, de plateaux et de montagnes, et que par conséquent elle contient dans ses limites une grande variété de types climatériques déterminés par l'altitude. Le mont

11

Cook, avec ses neiges éternelles, regarde d'un côté les pentes du Westland, et de l'autre la vaste plaine du Canterbury, une des contrées les plus sèches de la colonie, où de temps en temps souffle un vent chaud, comparable au sirocco africain, ou au « brick-fielder » australien. Les hauts plateaux des Alpes de la Nouvelle-Zélande, et les monts moins élevés de l'île du Nord possèdent, à n'en pas douter, toutes les variétés possibles du climat, non encore décrites, non encore étudiées.

Au point de vue général, la Nouvelle-Zélande possède un climat venteux, humide, sans grands extrêmes, mais sujet à des variations subites et profondes. Il y a peu de brouillards, peu de nuages, une grande abondance de soleil, une fraîcheur et un bien-être atmosphérique, dont le colon parle en termes d'un enthousiasme légitime. Dans les régions les plus chaudes, le thermomètre dépasse à peine 21° c. à l'ombre, les sécheresses redoutables de l'Australie y sont inconnues. Dans les régions les plus froides — du moins dans les basses terres — des neiges abondantes ou des gelées prolongées sont tout à fait exceptionnelles. Dans l'île du Nord, la moyenne de l'été est de 18°, celle de l'hiver de 10°, la moyenne annuelle 10°. Dans l'île du Sud, la moyenne estivale monte à 15°, hivernale à 7°, et pour l'année entière à 11°. Ces chiffres représentent une grande uniformité, mais il n'en existe pas moins des variations considérables. En réalité, le climat de la Nouvelle-Zélande est presque aussi capricieux que celui des Iles Britanniques. A une journée de chaleur et de sécheresse italienne, peut succéder une journée dont l'humidité et la crudité font penser aux

Hébrides et aux Shetland. Une matinée ensoleillée peut précéder une après-midi orageuse et diluvienne. L'hiver et l'été, comme en Angleterre, sont des termes conventionnels dont l'échéance est incertaine, et qui souvent ne se plient pas à la régularité de l'almanach.

La prédominence du vent est, peut-être, le caractère le plus saillant du climat de la Nouvelle-Zélande. Les côtes sont balayées par le vent, les mers par la tempête. Dans aucune autre partie du monde, il n'existe peut-être autant de perturbations atmosphériques. Ce qui s'explique par la hauteur des montagnes et par la proximité continue de la mer. Lorsqu'on voyage dans la Nouvelle-Zélande, on est rarement hors de vue des pics menaçants, ou à l'abri de toute influence marine.

La pluie est partout considérable, et dans plusieurs districts, excessive. Westland a une quantité annuelle de pluie de 2,54 mètres, Nelson de 1,52, Taranaki de 1,27. Mais sur la côte occidentale, la moyenne tombe à 0,76 environ à Napier et Christchurch ; et ce chiffre peut être considéré comme le minimum réel de la colonie. La grande abondance des pluies s'explique par la présence des hauteurs qui arrêtent les vents de mer saturés d'humidité, et par la vaste étendue des forêts vierges de la Nouvelle-Zélande.

Les tremblements de terre ne sont pas rares, dans cette grande île des fougères. Ils sont surtout fréquents aux environs de Wellington — danger que la capitale doit à sa proximité des volcans en activité.

Déductions faites de la variabilité, des tempêtes, et de l'humidité, le climat de la Nouvelle-Zélande possède un grand charme. Les jours parfaits sont communs, les longues périodes de beau temps sont loin d'être rares. Le climat n'est pas une entrave au plaisir, encore moins au travail. L'indigène lui doit indubitablement sa grande vigueur physique.

Le climat d'Aukland est chaud, humide, bienfaisant pour nombre de malades, énervant pour les gens valides, et absolument défavorable aux états morbides justiciables d'une action tonique. La moyenne annuelle est de 15°. Janvier, mois le plus chaud, varie de 10 à 30°; avril de 7 à 26°; juillet, mois le plus froid, de 3 à 18°; octobre de 4 à 21° (1). La chaleur du soleil pendant l'été est parfois très grande, tandis que pendant la saison froide, il n'y a jamais de glace. La pluie s'élève à 1,12 mètre.

Tauranga, dans la baie de Plenty, possède un climat plus tonique, mais sensiblement moins vivifiant que celui d'Aukland.

Hawke's Bay, avec sa capitale Napier, sur la côte est, possède un des meilleurs climats de la colonie, et a tout dernièrement fait valoir ses droits, en tant que sanatorium pour la phtisie. Le climat est comparativement sec, uniforme et doux. Le thermomètre dépasse rarement 32° et n'atteint jamais le point de congélation. Le pluviomètre marque 0,81 m. Une longue chaîne, les monts Ruahine, abritent ce district des vents humides d'ouest ; et les vents régnants sont les vents d'est. Le cli-

1. Bonwick.

mat n'a pas cette inégalité et cette rudesse (comparati- ment à l'Australie) qui caractérisent les conditions météorologiques de la Nouvelle-Zélande dans son en- semble.

Taranaki, sur la côte opposée, a un climat vivifiant et agréable, mais humide et sujet au vent.

Wellington est connu pour ses tempêtes et ses trem- blements de terre : les vents violents d'ouest soufflent avec rage à travers le détroit de Cook, s'y rencontrent avec les vents d'est, et provoquent des bourrasques et des cyclones d'une extrême violence. La température moyenne de janvier varie de 10 à 27°, celle d'avril de 5 à 24°, celle de juillet de 1 à 16°, d'octobre de 2 à 23°. La moyenne des pluies oscille de 1,27 à 1,52 mètre. Les perturbations du climat de Wellington sont surtout dues à la position de la ville, qui se trouve entre les tempêtes furieuses de l'océan et les vents violents du sud-est, en même temps qu'à proximité de volcans en activité. Ce climat ne convient à aucun malade, et est absolument impropre aux tuberculeux.

Nelson, sur la plage nord de l'île du Sud, avec une position de choix, bien abritée, passe pour un Eden lointain, d'une grande fertilité, où la vie est exempte de toute fatigue et de toute excitation. Il faut cependant reconnaître l'humidité du climat, dont les pluies excè- dent annuellement 1,52 mètre. Picton possède, dit-on, un des climats les plus beaux de la colonie, mais est en- core un district non colonisé.

Westland est orageux et humide. Le vent violent d'ouest, alternant avec de fortes bourrasques venues des pics élevés des Alpes de la Nouvelle-Zélande, constitue un climat vivifiant, en dépit de sa grande humidité. La pluie à Hokitika, sur la côte occidentale atteint le chiffre énorme de 160 pouces. Le climat, bien que non compatible à tout développement physique vigoureux, bien que non insalubre pour des tempéraments sains, n'offre aucun intérêt au malade, et bien moins encore au phtisique.

Les plaines de Cantorbury forment peut-être la région la plus fertile du monde, et leur climat convient admirablement aux Anglais qui s'y établissent. Cette vaste plaine s'étend à des centaines de milles des bords de la mer, aux versants des Alpes de la Nouvelle-Zélande, qui interceptent les vents humides de l'ouest et donnent, au climat sa sécheresse. Christchurch a une température moyenne de 56°, janvier marquant 41 à 85°, avril 36° à 72°, juillet 23 à 62° et octobre 31 à 77°. Les pluies atteignent 30 pouces, quantité minime relativement à la plupart des districts de la Nouvelle-Zélande. Les inondations ne sont pas rares dans les plaines ; la sécheresse se produit parfois, mais rarement intense ; tandis que les vents brûlants de l'Australie se font rarement sentir. En somme le climat est brillant, vivifiant, agréable et salubre.

Otago a un climat plus différent de celui de la Grande-Bretagne. La température moyenne de Dunedin est de 50°, les chiffres saisonniers étant : Janvier de 40 à 72°, avril de 37 à 72°, juillet de 30 à 37°, et octobre de 32 à 72°. La chaleur d'été est excessive, les gelées rares en hiver. La pluie varie de 30 à 40 pouces. Nulle part mieux qu'à Dunedin, le colon ne sent qu'il a émigré dans une autre Angleterre, aux rigueurs hivernales atténuées, au ciel plus bleu et plus serein. Southland est une région humide et orageuse, ayant peu d'attraits pour le touriste ou le malade.

Que le climat de la Nouvelle-Zélande soit en bon rang, au point de vue de la salubrité, et jouisse d'une adaptation spéciale et facile à la race anglo-saxonne, ce sont des faits indéniables, que ne contredit point la rapide décroissance de la race maovi. Des conditions climatériques malsaines, ne sont point la cause de la disparition prochaine des indigènes de la Nouvelle-Zélande. Cette décadence nationale s'explique plutôt par une lutte meurtrière, une alimentation défectueuse, un habitat malsain, l'immoralité et peut-être en dernier lieu, la déchéance mystérieuse qui s'abat sur tant de races de couleurs au contact des blancs.

Le climat de la Nouvelle-Zélande, salutaire pour les biens portants, est d'une action moins certaine aux cas de maladies. Son efficacité est surtout douteuse, en tant que sanatorium pour les tuberculeux ; le climat étant d'une façon générale, humide, variable, exposé aux vents — combinaison météorologique défavorable à la tuberculose. Les prétentions de Napier en tant que valable dans les affections de poitrine, reposent principalement sur ce fait que son climat plus sec, plus doux plus uniforme, diffère du reste de la colonie. Sans doute, bien des émigrés tuberculeux ont éprouvé, en Nouvelle-Zélande une amélioration marquée. Cela prouve uniquement ce dont personne ne doute, que ce climat est moins favorable au développement de la phtisie, que celui de l'Angleterre et d'Irlande. Les guérisons, ne jamais l'oublier, ne sont pas dues qu'au climat, mais pour une large part, à la vie de plein air menée dans la colonie. La mortalité par tuberculose est encore, en Nouvelle-Zélande, moitié moindre qu'en Angleterre. Il est significatif de voir cette mortalité augmenter dans les endroits peuplés ; et nous ne croyons pas impossible qu'elle égale presque celle de la Grande-Bretagne. Selon toute probabilité les districts ruraux doivent leur immunité, bien moins au climat qu'à l'éparpillement de la population et aux conditions hygiéniques de l'existence.

On ne conseillera donc pas, au tuberculeux, les résidences de la Nouvelle-Zélande. Sans doute, sa santé et son avenir s'y trouveront dans des conditions meilleures que chez lui, mais à moins de raisons particulières capitales, il devra préférer la Riveria, la Nouvelle-Galles du Sud, ou les dunes du Darling dans le Queensland. Si des considérations indépendantes du côté médical, détermine le tuberculeux à s'établir alors dans la Nouvelle-Zélande, on devra lui conseiller le choix des districts d'intérieur soit dans le Hawkes-Bay ou dans les plaines de Canterbury, à tout prix il faut éviter les villes ; et, en général, les plages sont trop orageuses pour offrir un refuge souhaitable.

Nombre de tuberculeux se rendent à la Nouvelle-Zélande, non avec l'intention de s'y fixer, mais en simples visiteurs. L'auteur affirme que tout séjour temporaire de quelques mois, est absolument inutile au cas de tuberculose en pleine évolution, et doit être déconseillée.

Mais il y a des degrés dans la folie, et le tuberculeux qui se décide à ne faire qu'un séjour dans la Nouvelle-Zélande, peut passer ce temps ou sagement ou follement. En général, les voyageurs devront arriver pendant l'été, pus ipasser de la Tasmanie à Dunedin, à n'importe quel mois de l'été. De là il peut visiter les magnifiques lacs Wakatipu, Anan et Maniporé, ou se joindre à quelque caravane en partance pour les merveilleux Sands de la côte occidentale. Après Dunedin, les plaines de Canterbury attirent l'attention, et à mesure que l'automne tire à sa fin, le touriste peut se rendre dans l'île de Nova et passer quelque temps à Napier ou Aukland. Si sa santé, le lui permet, il ne devra pas tarder de visiter les merveilleux lacs chauds, et la région des sources boueuses jaillissantes, au voisinage des lacs Tarawera et Rotomahana, récent théâtre de terribles tremblements de terre. Là il pourra voir des lacs fumants, des geysers brûlants, des volcans enflammés et partout la forêt vierge des fougères denses et sombres de la Nouvelle-Zélande — région d'un grand intérêt scientifique et l'une des plus merveilleuses. Voyager de la sorte, est cependant considérer la Nouvelle-Zélande comme un rendez-vous de plaisir et non une station de santé. Il est temps que les tuberculeux et les médecins comprennent qu'un voyage de santé et un voyage d'agrément sont deux choses totalement différentes, qu'on ne peut entreprendre en vue du même but, et poursuivre dans des conditions identiques.

CHAPITRE IX

La Californie

Le pays de l'or, encore peu connu des Européens, en tant que sanatorium, jouit en Amérique d'une grande réputation et sera probablement mieux apprécié dans l'avenir. Les contrées du nord et du centre de la Californie sont peu recommandables aux phtisiques, mais le littoral sud, de Santa Barbara à San Diégo, possède un des climats marins les plus remarquables du monde. Ce littoral est formé d'une étroite bande de territoire, qui monte brusquement des berges du Pacifique aux grands sommets de San Bernardino, San Jacinto et Cucamunga — 3,000 à 3,350 mètres d'altitude —, puis descendent plus brusquement encore jusqu'au niveau des grands déserts de l'Arizona et de la Nevada. Plus au nord est le désert du Mojave, plus au sud les vastes plaines brûlantes de la Sonora. Nous avons ainsi une étroite contrée, variable de climat, d'une grande altitude par endroits, bornée d'un côté par la mer, de l'autre par le désert. Aucune autre région connue ne remplissant exactement les mêmes conditions, il en résulte que le climat de la Californie du Sud est unique parmi les climats marins.

Premièrement. Il est extrêmement sec. La grande
étendue qui avoisine le désert, chauffée par un soleil
aussi brûlant que celui des vastes et arides solitudes de
l'Arabie, jette dans l'athmosphère une énorme colonne
d'air chaud qui absorbe avec avidité chaque goutte
d'eau. Les brises du Pacifique, soufflant sur une région
plus chaude que l'Océan dont elles viennent, portent leur
humidité plus haut (en vertu d'une loi météorologique
bien connue) pour ne l'abandonner que peu ou pas, jusqu'à ce qu'elles aient gagné les sommets des montagnes.
Aussi la région côtière du sud de la Californie, n'a-t-elle
pas cette humidité que nous associons d'ordinaire à l'idée
de climat marin. Pendant les six mois d'un long et brillant été, les pluies n'existent pas, même de nom ; et, le
reste de l'année, suffisent à peine aux besoins de l'agriculture. La sécheresse est, en réalité, le grand ennemi de
cette terre, et suivant son dégré, la Californie du Sud
présente alternativement des contrées arides, désolées,
soit des champs, des jardins, des vergers d'un épanouis-
sement incomparable d'herbes, de plantes, de fleurs.
Les pluies varient beaucoup selon la saison et l'altitude :
plus abondantes, plus régulières dans les hautes régions
que sur la côte.

Secondement. Relativement à la température, la Californie du Sud, présente l'association inusitée d'un hiver chaud, à un été tempéré. En hiver, une petite gelée
matinale, moindre sur la côte que dans l'intérieur, est de
règle ; mais la température méridienne s'élève de 15 à
27° c., suivant les contrées et la fréquence des nuages.
« 11° a été la plus basse température méridienne relevée

une seule fois en 8 ans, par la station des signaux des
États-Unis de Santiago. A la même époque, six fois le
mercure descendit à 2° la nuit et deux fois à 0° — point
le plus bas qu'il ait atteint (1). » L'été est sans chaleur excessive, la sécheresse de l'air rendant les nuits fraîches,
et la brise marine tempérant la radiation solaire.
« Grâce à la mer, l'écart entre la température méridienne
de l'"hiver et de l'été, est d'environ 5°,5, et de 8°,3 à peine
dans l'intérieur, si même il atteint ce chiffre. A San
Diégo, en huit ans, le mercure a dépassé 29° pendant
quarante et un jours seulement ; 32° pendant vingt-deux
jours ; 35° pendant quatre jours seulement, et une seule
fois 38° (2). »

Troisièmement. En ce qui concerne les vents : « Le
trait le plus saillant pendant toute l'année, est l'absence
presque totale des vents dangereux, et presque complète des vents désagréables. Le vent du nord est ici un
vent sec, venant du désert, généralement chaud où brûlant, jamais froid, quoique parfois un peu frais, toujours
extrêmement sec et avec un ciel sans nuages. Sa vitesse excède rarement 32 kilomètres à l'heure:il dure environ vingt ou trente jours par an, et n'est jamais désagréable à moins que trop brûlant ou trop fort, il ne
charrie de la poussière ou du sable. A l'exception de ce
vent du nord, les seuls vents sont, les brises régulières
de la mer, et les vent pluvieux du sud, sud-ouest on sud-
est. En huit ans, à San Diégo, la vitesse du vent dépassa
32 kilomètres à l'heure, dix-neuf fois environ par année.

1. Van Dyk.
2. Ibidem.

La brise marine souffle pendant les quatre cinquièmes
de l'année. En hiver elle est très faible, souvent de huit
à dix milles à l'heure, juste assez forte pour être agréable, mais pas assez violente pour soulever la poussière (1). »

Le climat de la Californie du Sud est donc très chaud
en toute saison, sans chaleur excessive et exempt de
trop de vent. Ajoutez à cela, une atmosphère brillante,
la variété du paysage, la profusion des fruits et des fleurs,
et il devient évident que nous avons là une région digne
d'être attentivement étudiée en tant que sanatorium
pour la phtisie. Le caractère pastoral et agricole du pays,
la douceur du climat importent moins que la possibilité
de la vie en plein air, et que la possibilité pour le malade de trouver des attraits suffisants pour le faire s'é-
tablir définitivement dans le pays. On ne saurait trop
répéter que dans la majorité des cas de phtisie, le climat
le plus parfait serait impuissant à produire la guérison,
sans les conditions d'une existence sagement réglée. La
Californie partage avec l'Australie le grand avantage
d'être un pays où la population parle Anglais, où le tuberculeux peut s'établir, obtenir un emploi convenable
et trouver qu'il vaut encore la peine de vivre.

Nous ne devons pas laisser dans l'ombre, les côtés défavorables de la Californie du Sud. Quelques portions
du pays sont, faute d'eau, aussi nues que le Sahara. Sur
quatre ou cinq saisons, on en signale une remarquable
par sa sécheresse prolongée. Les habitants sont souvent

1. Van Dyk.

primitifs, mais la vie et la propriété y sont aussi en sû-
reté que dans les autres pays d'occident. Les trois meilleures villes connues sont : Santa Barbara, San Diégo
et Los Angelos ; les deux premières sur la côte, et
la dernière à petite distance dans l'intérieur, sur la ligne
principale du Southern Pacific Railroad. L'aménagement des hôtels est, comme partout ailleurs en Amérique,
somme toute excellent, et les commodités des voyages,
déjà passables, sont en voie d'amélioration rapide.

Il nous faudra recourir aux médecins américains, pour
nous fixer sur les résultats du traitement de la phtisie
dans la Californie du Sud — résultats que des considérations théoriques nous font par anticipation envisager
avec les plus grandes espérances.

CHAPITRE X

Le Cap.

La réputation du Cap en tant que sanatorium, fait partie de la légende, si nous ne désignons sous le nom de Cap, que Capetown et ses environs. Mais l'intérieur de l'Afrique du Sud, et en particulier l'Etat libre d'Orange, jouit d'une faveur méritée, et de jour en jour croissante. Capetown, en vérité, est peu recommandable aux malades. Ville curieuse, irrégulièrement bâtie, à moitié hollandaise, à moitié anglaise, avec un cachet africain tout particulier, possédant un paysage pittoresque, un climat variable, ensoleillé, mais sujet aux vents : telles sont les conditions qu'elle présente à étudier. La salubrité de la ville est des plus défectueuses, les odeurs nuisibles y abondent, et les épidémies meurtrières n'y sont pas rares. La ville ne saurait être comparée, en ce qui concerne l'architecture, l'activité commerciale et les divers agents de la civilisation, aux principales villes d'Amérique ou des colonies australiennes. Les principaux caractères du climat en général sont la pureté de l'atmosphère, et la fréquence des vents. Nulle part on ne trouve un air plus transparent qu'à Capetown, nulle

part les montagnes, les côtes et la mer ne se détachent
avec autant de netteté. Mais la fréquence des vents est
fatale aux phtisiques. La péninsule sur laquelle s'élève
Capetown est le centre de perturbations atmosphériques,
le foyer autour duquel les vents soufflent avec une furie
incessante. Le promontoire longtemps connu sous le nom
de « Cap des tempêtes » mérite encore ce nom, et les phénomènes aériens particuliers à la « montagne de la Table » méritent une étude toute spéciale. Quand le vent du
sud-est souffle (et il sévit fréquemment) les nuages descendent sur le sommet plat et nu de la montagne en une
épaisse masse, constituant le phénomène bien connu des
premiers navigateurs sous le nom de « la mise de la
nappe ». Puis les nuages gagnent le bord de la montagne, ou suivent la pente déclive, pour s'étendre sur la
ville en masses floconneuses, simulant toutes les variétés
de cascades ou de chutes d'eau. Aussitôt après, de violentes bourrasques balaient Capetown, soulevant de gros
nuages de fine poussière. Evidemment, un semblable
climat est sans avantages pour un pulmonique : et ce
fait est tellement connu, que tout tuberculeux est dès
son arrivée prévenu de ne pas s'attarder dans la ville, -
mais de se réfugier aux environs, dont Wynberg est
peut-être le plus attrayant et le plus populaire. Ce petit
village à **12** kilomètres du Cap se trouve en arrière de
l'imposante masse de la montagne de la Table dans une
position comparativement abritée. Enfoui et caché dans
des forêts de pins, de chênes et de gommiers, l'air y
est embaumé par des variétés innombrables de fleurs.
On y compte peu d'indigènes, les uns venus de la Hol-

lande avec les premiers colons, les autres importés de
l'Inde aux meilleurs jours du Cap — avant l'ouverture
du canal de Suez — alors que le Cap servait d'escale
entre l'Angleterre et les Indes. Le climat de Wynberg
est ensoleillé, relativement sec, et quoique sujet aux
vents, moins défavorable sous ce rapport, que celui de
Capetown. L'aménagement dans les hôtels est excellent.
Non recommandable aux tuberculeux, pour un long
séjour, Wynberg peut très bien devenir la résidence
temporaire des malades venus au Cap, dans le but unique d'accomplir un voyage sur mer.

Les conditions climatériques de l'intérieur sont toutes
différentes. On a des rapports très favorables sur le climat de l'Etat libre d'Orange et de Blœmfontein sa
capitale (1), que les tuberculeux commencent à fréquen-
ter. L'Etat se trouve à plus de soixante kilomètres dans
l'intérieur, loin de toute influence marine, avec un climat
d'une extrême sécheresse et remarquablement salubre.
La chaleur de l'été est excessive, et en hiver la neige
tombe pendant quelques jours, mais sans transitions extrêmes, subites ou rigoureuses. Blœmfontein, la capitale,
au centre d'une vaste plaine, passe pour une petite ville
tranquille, souriante et propre. L'approvisionnement
d'eau est excellent, l'aménagement dans les hôtels bon
quoique restreint, et les conditions d'existence favorables
à la santé et au repos. Il y a quelques années, les difficultés de communication rendaient Blœmfontein inacces-

1. L'auteur ne connaît pas personnellement l'intérieur du Sud
Africain, mais s'en est entretenu avec des personnes le connaissant
bien.

sible aux malades, le voyage comportant 6 rudes journées de diligence, à partir de Grahamstown. Aujourd'hui
le chemin de fer arrive aux confins de cette petite répu-
blique, et sous peu Blœmfontein communiquera directement avec le littoral. Reste encore à savoir si elle possède les qualités inhérentes à un bon sanatorium. Le
climat semble favorable à l'asthme et à la tuberculose;
mais les détails précis et les statistiques manquent encore.

Quelques malades, exempts des soucis de temps et
d'argent, ont retiré grand avantage de longs voyages à
l'intérieur de l'Afrique du sud, dans leur « Cape-cart »
ou chariot à bœufs. Cette expédition pénible, longue et
onéreuse, exige de nombreux domestiques, des provisions
de bouche et tous les accessoires de la civilisation.
Mais pour un voyageur indifférent au bien-être et peu
soucieux du confort, ce genre d'existence est aussi sain
qu'agréable. Vivant en plein air, dans un climat sec,
chaud et salubre, le voyageur s'endort chaque soir sous
sa tente, sans crainte des douleurs et des rhumatismes.
Pendant le jour, il peut, s'il le désire, arrêter son char-
riot, fouiller les bois, recueillir des trésors botaniques et
zoologiques, ou poursuivre l'antilope et le buffle. L'appétit et les forces reviennent, les soucis mondains et les
craintes de maladie sont oubliés. La guérison complète
en est souvent la conséquence. Cet heureux résultat
n'est pas uniquement attribuable aux qualités du climat,
mais en partie à la simplicité de la vie et du régime, à la
respiration continuelle d'air pur, aux exercices physiques et à l'absence de toute préoccupation.

L'aspect général du Cap n'est pas attrayant, bien
qu'on y trouve, par exception, quelques localités d'une
grande beauté, telles que la péninsule de Cape-Town,
la rivière Knysna, et les monts Outiniqua. L'aménagement et les moyens de transport, quoique améliorés,
laissent encore beaucoup à désirer. Au malade de se
souvenir qu'il se rend dans un pays non civilisé, encore
primitif, dans lequel il n'espère pas trouver le confort
européen. Les colons anglais, à l'inverse de ceux de
Victoria et de la Nouvelle Galles du Sud, n'ont pas
trouvé un bon sol, et une terre riche et vierge. Ils
ont été contrariés par les indigènes, par la nature du sol,
et les montagnes désertes de l'intérieur.

Le voyageur difficile, aimant mieux le luxe que la
santé, incapable d'accepter un lit dur et un beefsteack
également dur, fera mieux de doubler le Cap. En dehors
de Cape-Town, Port Elisabeth, Grahamstown et Blœmfontein, il ne trouvera rien qui lui plaise, et la salubrité
du climat ne compensera pas pour lui l'absence du confort qu'il estime trop. Quant au voyageur dont l'objectif
principal est la santé, qui se met au-dessus des petites
misères, qui se moque des difficultés de la route, et qui
ne s'attriste pas d'un mauvais dîner, celui-là peut reconquérir la santé, et retirer en outre instruction et plaisir
d'un séjour bien conçu dans l'Afrique du Sud.

CHAPITRE XI

L'Algérie.

Parmi les stations chaudes pour la phtisie, d'un accès facile à l'Angleterre, l'Algérie est actuellement la préférée. L'expérience a démontré les désavantages d'un séjour hivernal dans le Sud de la France, et l'étude météorologique plus précise a mis en évidence l'infériorité de stations autrefois en renom, telles que : Pau, Nice et Montpellier. L'engouement semble s'être détourné de l'Egypte et de Madère, caprice momentané sans doute, du moins en ce qui concerne la première. Restent Malaga, Tanger et Alger. L'auteur n'a d'expérience personnelle que sur cette dernière. Elle est à coup sûr la meilleure des trois, égalant les autres tout au moins sous le rapport climatérique, les surpassant quant à la splendeur du paysage, aux curiosités qu'elle présente, et à l'aménagement de ses hôtels.

Alger est posé d'une façon charmante sur une hauteur — le Sahel fleuri — au bord de la grande plaine de la Métidja, en face de la Méditerranée. Vus du pont du steamer qui approche, l'agglomération des maisons d'une blancheur de neige, les minarets étincelants, les

villas magnifiques, les jardins d'une végétation luxuriante, constituent un tableau qui reste longtemps gravé
dans la mémoire. De plus près, on distingue dans
cette agglomération d'apparence confuse, deux zones
distinctes : le quartier français au bord de la mer, et le
quartier arabe s'étalant sur les pentes. Le premier par
ses boulevards, ses magasins rappelle Paris ou Marseille,
tandis que le second a, dans sa structure et son aménagement, l'originalité capricieuse des villes d'Orient. Les
environs superbes, — particulièrement les villages de
l'Isly, Mustapha supérieur et Mustapha inférieur — sont
occupés par quelques villas éparpillées sur le flanc des
collines, et blotties dans des bosquets d'orangers, de citronniers et de figuiers.

On est immédiatement frappé de l'éclat du soleil, de
la transparence de l'air, de la gaieté, de la vie et des
attraits nombreux d'Alger. Dans les rues, l'Arabe, le Ka-
byle, le Turc, le Maure. le Juif, l'Espagnol, l'Italien et
le Français se mêlent dans un flot humain incessant et
des plus variés. La diversité des costumes, des races,
du langage est infinie, éveillant l'intérêt, captivant
même l'homme le plus triste ou le plus souffrant. Cependant le principal attrait est le climat. Le lieutenant-co-
lonel Playfair, consul général de l'Algérie, décrit le
climat d'Alger comme le meilleur du bassin de la Méditerranée, ce qui n'est pas un médiocre éloge, quand on
songe aux prétentions des stations favorites, telles que
Nice, Malaga, Castelamare et Palerme. Les droits d'Alger à la première place ne sont pas douteux. Le phtisique qui s'arrête sur la rive septentrionale de la Médi-

terranée est encore exposé aux froids de l'hiver, à la gelée et aux brouillards. Il se peut qu'il jouisse d'un soleil continu, mais alors il sera favorisé par une saison
plus belle que de coutume. Le plus souvent il aura sa
part de nuages, de pluies, de gelées matinales, et de
vents aigres. Mais qu'il traverse la Méditerranée et aussitôt il se trouvera dans une contrée où l'hiver tel que
nous l'entendons, est inconnu. La neige pourra briller
sur les sommets lointains de l'Atlas, mais sans descendre dans la plaine le long des côtes. Le brouillard est
sans importance. Sauf de rares exceptions, les vents sont
doux et faibles. Pendant les mois d'hiver quatre jours
sur cinq sont sans pluie. Tout un jour pluvieux est un
phénomène rare. D'ordinaire la pluie arrive soudaine-
ment, tombe avec une grande force, mais à peine les
nuages sont-ils passés, que déjà la terre altérée a bu
l'humidité jusqu'à la dernière goutte, et que la poussière
se soulève en nuages, comme auparavant. La quantité de
pluie annuelle est d'environ 0 m. 76 centimètres, variant du maximum 0 m. 13 en décembre, au minimum
zéro en juillet. L'évaporation est très active. Dans les
sept mois de l'hiver 1878-79, la pluie tomba et le vent
souffla pendant ving-neuf jours seulement, et une seule
fois il fut impossible aux malades de s'aventurer hors de
chez eux. Malgré ce beau temps continu, cette atmosphère si radieuse, les chaleurs extrêmes sont inconnues
de novembre à avril, le thermomètre marquant par
exception 21° G. La température moyenne de l'hiver est
comparable à celle d'un beau mois de septembre en Angleterre, avec cette différence que l'atmosphère humide

de la Grande-Bretagne manque de cette lumière, de cette pureté de l'air, et des qualités stimulantes si caractéristiques du climat algérien. Pas de vent froid, tel que le mistral ou la bise pour frapper le malade d'Alger, et pas de contraste entre un soleil brillant et un vent pénétrant, pour l'étonner. S'il sort sans pardessus, il ne rapportera point chez lui une pleurésie ou un rhumatisme comme châtiment de sa négligence. Les vents sont d'ordinaire faibles et doux, quelquefois un vent aigre descend de l'Atlas, plus rarement le sirocco produit une langueur et un affaissement inaccoutumés.

Le climat d'Alger, est en hiver très variable, et le voyageur est certain de rencontrer, au dire des indigènes, une saison exceptionnelle. Dans les stations les saisons sont toujours « exceptionnelles. » On se demande comment les moyennes ont été dressées. A Alger la variabilité des saisons, relève surtout de la pluie, variable en quantité, et inégalement répartie entre les mois d'hiver. Mais l'allure de la température et des conditions climatériques générales est celle de l'égalité. L'idée qu'un abaissement soudain de température au coucher du soleil constitue à Alger un danger particulier, est acceptée. Sans conteste, dans les climats chauds, on éprouve souvent la sensation de froid aussitôt après le coucher du soleil. Mais Alger n'est pas plus spécialement désavantageux à cet égard ; la transition de la température diurne à celle de la nuit s'y caractérisant simplement, par cette brusquerie inhérente à toute les régions subtropicales. Avec raison conseille-t-on aux malades de ne pas sortir à cette heure, mais d'autre part rien n'égale la douceur exquise des nuits algériennes. Des hauteurs de Mustapha ou du village de l'Isly, le visiteur sans quitter sa villa, contemple pendant la nuit une scène d'une beauté infinie, qui se déroule devant lui. La baie, les pics lointains de l'Atlas, la cité combinant si curieusement les formes architecturales de l'Orient et de l'Occident, les villas, les jardins, les orangers — s'unissent en un paysage que peu de sanatoria peuvent égaler.

En ce qui concerne la fréquence de la phtisie à Alger Hirsch dit : « Les observateurs les plus récents s'accordent à dire que la phtisie comparativement rare parmi les Français civils et militaires réunis, est encore bien moins fréquente parmi les indigènes, et surtout parmi ceux qui vivent hors de la ville, occupés à l'agriculture ou qui mènent la vie nomade. »

Cependant, malgré les avantages climatériques, malgré d'autres charmes, on ne peut sans hésiter, recommander Alger aux phtisiques. Comme toutes les villes orientales ses conditions sanitaires sont loin d'être satisfaisantes, et la Méditerranée presque sans marée ne facilite pas le drainage. Dans les principaux carrefours et même dans les hôtels et les habitations, de mauvaises odeurs choquent l'odorat. Les épidémies meurtrières ne sont pas rares dans la population. L'eau n'est pas au dessus de tout soupçon, mais il est juste d'ajouter que la fréquence de la fièvre typhoïde n'est pas exagérée. La poussière est un ennui constant et très sérieux. Ajoutons à cela, ce fait capital que les grandes agglomérations sont essentiellement préjudiciables aux phtisiques

et nous aurons largement raison de déconseiller aux tuberculeux tout séjour prolongé à Alger. Restent donc
les faubourgs et les environs. Mustapha est un site char-
mant exempt de bien des inconvénients de la ville. On
y trouve beaucoup de bonnes villas et pensions, mais l'a-
ménagement des hôtels est encore insuffisant.

En somme il semble évident que l'intérieur de l'Algérie offre des avantages supérieurs à ceux du littoral. On
y est moins incommodé par la poussière et moins exposé aux inconvénients d'une mauvaise hygiène. Sur
les pentes de l'Atlas, nombre d'endroits offrent des avantages exceptionnels, en tant que sanatoria de phtisiques, mais ils sont pour la plupart inconnus et rudimen-
taires. Hammann R'Ihra à 96 kilomètres environ d'Alger, et à 610 mètres d'altitude, avec sources thermales
connues des Romains, possède aujourd'hui un hôtel excellent. Endroit très tranquille, ses environs sont pitto-
resques et ses promenades nombreuses et très belles.
Dans le même voisinage on trouve Milianah magnifique-
ment placée sur un plateau de 730 mètres au dessus du
niveau de la mer. Tout près est le mont Zakkar dont le
sommet, 1500 mètres de haut, domine le splendide paysage de la plaine de Chélif. Comme la précision clima-
tothérapique dans la phtisie gagne du terrain, et comme
par dessus tout on connaît bien l'ignorance des malades choisissant pour résidence, les grands centres,
il n'est pas douteux que Hamman R'Ihra, Milianah et
d'autres stations analogues fournies en grand nombre par
l'Algérie, remplaceront complètement la capitale. Les
hivernants d'Alger se rendent quelquefois à Hamman

R'Ihra, Milianah en mars et avril, mais l'idée prévaut que ce sanatorium est mauvais l'hiver à raison de son altitude, et conséquemment de sa moyenne thermologique plus basse. La gravité de ces inconvénients, si on peut les appeler ainsi, a été probablement très exagérée.

Reste à étudier à quelle catégorie de phtisiques convient Alger. Il est plus facile de dire à quelle catégorie il ne convient pas : tels les malades à système nerveux irritable ou souffrants d'affections hépatiques. Pour les premiers le climat, avec son soleil brillant, son atmosphère stimulante, est trop excitant, tandis que la chaleur, une eau douteuse et conséquemment un trop grand usage de vin, sont aptes à aggraver les troubles hépatiques. Les hivernants d'Alger se rendent parfois malades en s'adonnant trop vite à l'habitude française d'aller à l'estaminet, et en buvant du café noir très fort, à tout instant et à tout propos. Pour d'autres, le prix modique et la bonne qualité du tabac, sont une tentation. Le phtisique à fibres musculaires molles, à tempérament « lymphatique » (pour conserver une expression discutable), est celui qui retire les plus grands bénéfices d'Alger, tout comme ceux qui sans irritabilité nerveuse, grande fièvre ou troubles digestifs graves, sont à même de réagir contre la stimulation climatérique. Les vieux malades, qui ont toujours mené une vie régulière, se trouvent bien d'Alger, dont le climat est absolument mal approprié aux personnes âgées qui se sont adonnées aux plaisirs de la table.

Parmi les avantages secondaires, mais non moins importants d'Alger, doit figurer la variété et l'excellence

de la nourriture. Les légumes sont très abondants, de
bonne qualité ; même en plein hiver, à Noël on a des
pois verts, des choux fleurs, des épinards, etc. Les
fruits sont variés et excellents. On peut avoir couramment du bon gibier et peu cher. La caille d'Alger est
d'une saveur sans égale. La viande laisse à désirer pour
un palais anglais, mais cela provient moins du pays que
du cuisinier français qui pense trop à ses sauces, et trop
peu à son bœuf et à son mouton. Les poissons sont pour
la plupart des trompe l'œil ; beaux d'apparence, ils sont
en réalité sans goût ; mais ce désavantage, Alger le partage avec tous les autres endroits des latitudes chaudes.

CHAPITRE XII

Le Sud de la France.

Les stations sanitaires du Sud de la France, sont les mieux connues et les plus anciennement adoptées dans la cure de la phtisie. A l'origine de la climatologie comparée, les conditions météorologiques de cette région parurent très supérieures à celles de la Grande-Bretagne. De là naquit l'estime exagérée, qu'accordèrent nos devanciers, à Pau, Nice et Montpellier. Mais la découverte de nouveaux sanatoria, tels que l'Algérie et le Maroc, dans lesquels en hiver le beau temps n'est pas une probabilité, mais une certitude ; l'étude d'observations météorologiques plus nombreuses, de documents statistiques mieux nourris, ont relégué le Sud de la France au second rang. A peine si de nos jours, il est fait mention de Montpellier, qui serait probablement ignoré du public anglais, sans ses nombreuses promenades qui lui valurent sa réputation, à l'époque de sa splendeur. Pau a été (on s'explique difficilement pourquoi) la station préférée des anciens médecins. Son climat est humide, débilitant, sédatif, susceptible de bons effets dans quelques cas d'irritabilité nerveuse, mais ne convient nullement aux phtisiques, Son action déprimante du cœur est parfois remarquable, aussi les sujets dont le système circulatoire est altéré ; ne devraient jamais y être envoyés. Les attraits de Pau en fait de paysage, ont longtemps été exagérés ; la vue lointaine des Pyrénées qui figure si longuement sur les réclames, manque en réalité de beauté et de grandeur. L'aménagement y est excellent, mais la ville a l'aspect attristé de la décadence et de l'abandon. Lorsque l'auteur visita Pau, l'herbe croissait dans les squares, et le grand étalage de vastes hôtels déserts, était à l'unisson avec l'aspect général de décadence, triste preuve que la popularité avait disparu probablement pour toujours. Les véritables attraits de Biarritz et d'Arcachon leur assurent une faveur continue. La première a un climat doux et uniforme, mais tonique et franchement marin. Son grand inconvénient est la fréquence excessive des vents. Arcachon très abrité, possède de grandes forêts de pins et un sol sec. Il est le Bournemouth de la France, avec un climat uniforme, humide et doux. Il est indiqué dans les cas de phtisie pour lesquels un bon abri et des conditions générales calmantes sont nécessaires. Par exception on devra le préférer à des climats plus toniques.

[Arcachon n'est pas une station chaude, mais seulement tempérée. Le caractère dominant de cette station au point de vue thermologique, est *l'uniformité de la température*, grâce à laquelle les grandes et brusques oscillations, si préjudiciables aux malades, sont totale-

ment inconnues (1). Suffisamment abritée des vents tièdes et bienfaisants qui soufflent de l'ouest, la ville d'hiver
est complètement protégée contre les vents froids du
Nord. Cette protection résulte des hautes dunes du littoral, les plus hautes d'Europe, et des vastes forêts de
pins maritimes, formant un épais rideau continu. Enfin,
la nature absolument perméable du sol, tout comme la
grande puissance absorbante des racines de pins, corrige
l'humidité, qui sans ces heureuses circonstances locales,
serait assez élevée. *Sédative* par ses conditions météorologiques, *tonique* par l'influence marine atténuée de sa
baie, Arcachon est éminemment *salubre* grâce à l'air
marin, et à sa forêt de pins maritimes. Les bienfaits
retirés d'un séjour prolongé, résultent de ce mélange
d'air marin et d'atmosphère forestière, atmosphère
chargée d'émanations balsamiques, et d'ozone en abondance. Toutes conditions heureuses pour activer les
combustions organiques languissantes.]

La Riviera, englobant les stations les plus connues
du monde, demande une notice plus détaillée.

La réputation de Nice, Cannes, Menton, Hyères, San-
Remo est universelle, et a reçu du monde élégant, une
consécration qui outrepasse l'opinion des autorités médicales. Comme on a beaucoup écrit sur ce sujet, nous
en parlerons plus brièvement que son importance semble l'exiger.

La Riviera est probablement la plus belle région marine du monde. Rien ne peut surpasser la beauté de ces

1. F. Lalesque, *Le climat d'Arcachon étudié à l'aide des appareils
enregistreurs, Congrès de climatologie,* Paris, 1879, O. Doin, éditeur.

côtes fleuries, avec leurs jetées et leurs digues, bornées d'un côté par les contreforts des Alpes, et de l'autre par la Méditerranée L'art a tout fait pour rivaliser avec la nature et la compléter. Des jardins de rosiers, où chante le rossignol, des forêts de citronniers et d'orangers, des hôtels magnifiques, des villas presque aussi belles, tout le luxe moderne que le caprice peut désirer ou la fortune procurer, — tels sont les attraits que La Riviera offre mieux que toute autre contrée. Cependant nos éloges doivent se restreindre, en ce qui concerne le climat. Assurément, plusieurs saisons sont belles, mais d'autres sont des plus décevantes, surtout à la fin de l'hiver et au commencement du printemps. Le climat d'hiver est moins sûr que celui d'Algérie ou du Maroc, la gelée fréquente la nuit ou à l'aurore ; on y connaît les tourmentes de neige. Mais le grand défaut climatérique est la fréquence des vents froids. Sur la Riviera on entend en même temps vanter le soleil et maudire le *mistral*, vent aigu, mordant, sec, soufflant du Nord-Ouest, fréquent au printemps, pénible même pour les bien portants, funeste aux phtisiques. Les dangers du mistral sont d'autant plus grands, qu'il se lève subitement, souffle avec violence, pendant que le soleil continue de briller dans un ciel sans nuages. Cette association trompeuse d'un soleil brillant et de coups de vent, rappelant aux Anglais leur mois de mars, est le grand inconvénient climatérique de la Riviera.

De ce qui précède, il résulte que l'abri si fréquemment exigé comme condition indispensable d'un bon refuge pour les phtisiques, est particulièrement indispensable

dans les stations de la Riviera. De ces diverses sta
tions, Menton est sans comparaison la plus abritée, et les
différents auteurs ont beaucoup insisté sur sa supériorité. Dans les cas d'irritations bronchiques, sensibles au vent, cette supériorité est au-dessus de toute
controverse. Mais cette même raison — abri, et tranquillité atmosphérique consécutive — qui rend Menton bienfaisant dans certains cas, le rend défavorable
dans d'autres. On dit couramment que cette station est
plus sujette que ses voisines aux fièvres du « bas littoral »
qui règnent parfois sur les côtes de la Riviera. L'auteur
n'a aucune preuve de ce fait communément allégué par
les habitants de Cannes, qui pour compenser leur incontestable infériorité au point de vue de l'abri contre le vent,
font valoir la supérioité de leur approvisionnement
d'eau et leur immunité plus grande à l'égard des fièvres.

San Remo a probablement le meilleur climat de la
Riviera. Un peu moins abrité que Menton il est plus sec,
plus chaud, plus égal.

Cannes possède un site splendide, une nature d'une
beauté sans pareille, l'aménagement le plus large et le
meilleur. Elle est, sur la Riviera, la colonie préférée des
Anglais, quoique sans abri, et avec un climat moins
égal que celui de Menton ou de San Remo. Son action
excitante ne convient pas aux tempéraments nerveux.
Son climat impressionne mal l'hystérie, les névralgies, ou
toute autre maladie du système nerveux.

Nice ressemble à Cannes, mais avec un climat encore
moins uniforme, et une exposition aux vents bien plus

marquée. Nice a presque entièrement perdu sa grande réputation d'autrefois, en tant que sanatorium pour les phtisiques, bien qu'elle reste encore le rendez-vous préféré du monde élégant.

La Riviera a été longuement et complètement expérimentée dans la phtisie. Les résultats sont connus du monde médical. Dans bon nombre de cas, on obtient une amélioration temporaire notable, grâce à l'observation des précautions nécessaires et à un genre de vie prudent. Mais peu d'auteurs rapportent de nombreux cas de guérison, et pendant leur séjour sur la Riviera, les phtisiques sont fréquemment soumis aux poussées inflammatoires. Cette aptitude aux bronchites, pleurésies, etc., qui assaille le phtisique à Nice ou Cannes est en partie, le résultat de la variabilité du climat ou de la prédominance des vents, et aussi en grande partie de la vie joyeuse qu'on y mène, et des nombreuses occasions de fête : les plaisirs comptent parmi les inconvénients les plus sérieux de la Riviera. Les entraînements nuisibles, les appartements surchauffés bondés de monde, le surmenage et les veillées — accompagnement habituel de l'existence dans les sanatoria élégants — sont, il est à peine besoin de le dire, nuisibles au premier chef dans toute affection pulmonaire.

L'expérience démontre que sur la Riviera, la première partie de l'hiver est habituellement plus favorable que la dernière. Les vents froids y sont moins fréquents et la moyenne de beau temps plus élevée. Un jour viendra où Menton, Cannes et San-Remo, seront considérées, moins comme des stations d'hiver que comme des stations d'automne, et où elles rempliront dès lors un rôle climatérique très important. Un séjour de deux ou trois mois sur la Riviera, suivi, vers la Noël, d'un départ pour l'Algérie, le Maroc ou l'Egypte, serait un programme joignant l'utile à l'agréable. En outre, Marseille et Naples sont maintenant deux des points de départ les plus importants par l'Australie, et le tuberculeux qui s'y rend, peut (comme nous l'avons dit) passer prudemment la première partie de l'hiver sur la Riviera, et combiner son arrivée à Melbourne ou Sidney, après les fortes chaleurs de l'été australien.

CHAPITRE XIII

Les sanatoria de l'Angleterre.

La popularité croissante dont jouissent les nombreuses
stations contre la phtisie, a depuis quelque temps, relégué
au second plan les sanatoria de l'Angleterre. Lorsque le
malade le peut et le veut, son médecin, qui aujourd'hui
lui conseille l'Algérie, l'Egypte ou l'Australie, lui aurait
conseillé autrefois Saint Léonard ou Ventnor. Deman-
dons-nous, si l'on n'est pas tombé dans l'exagération, et
si les tendances médicales actuelles n'ont pas trop dé-
daigné les avantages qu'offrent les Iles Britanniques,
dans le traitement climatérique de la phtisie pulmonaire.
La certitude que le climat anglais prédispose à la phtisie
sans en favoriser la guérison, est très enracinée
dans l'opinion publique. Aussi la première pensée qui
vient de nos jours à l'esprit du malade atteint de
tuberculose pulmonaire au début, est de s'enfuir aussi
vite que possible vers des climats plus beaux et sup-
posés plus sains. Si nous acceptons l'idée émise dans
cet ouvrage, à savoir : que l'influence du climat sur
la tuberculose est plutôt indirecte que directe ; qu'un
climat comme celui de l'Angleterre avec un hiver très

long, variable et pluvieux nuit aux phtisiques, non en
vertu d'une action spécifique, mais par l'impossibilité
de tout exercice en plein air, par la nécessité d'un séjour
prolongé dans des appartements artificiellement chauffés, conditions défavorables à la nutrition et à la tonicité
nerveuses, — il est évident que si les circonstances nous
obligent à faire la cure chez nous, il ne faut pas pour
cela, croire que le traitement climatérique est inappli-
cable et sans espoir. Il existe, dans les Iles Britanniques,
une grande variété de climats, et l'on peut beaucoup
obtenir contre la phtisie pulmonaire, par un changement
judicieux de localité, selon la saison. A vrai dire, notre
climat présente quelques difficultés spéciales, en ce qui
concerne la mise en pratique, des principes les plus importants du traitement de la tuberculose. En général trop
variable, trop exposé au vent, il n'a pas assez de soleil.
L'humidité, à laquelle le public attribue la majeure partie de nos maux, est, nous l'avons vu, par elle-même relativement inoffensive, mais associée à d'autres facteurs météorologiques, son influence est préjudiciable. Notre long
hiver avec ses incertitudes de froid et de neige, avec sa
grande fréquence de pluie et de brouillards, éprouve
fatalement le tuberculeux, et même notre printemps
— dont les vents d'Est froids sont autrement caractéristiques que la splendeur et la douceur chantées par les
poëtes — offre les plus grands dangers. Malgré ces inconvénients, plus souvent exagérés qu'atténués, nombre
de malades désirent hiverner en Angleterre, et ne laissent pas le médecin libre du choix. Quelques-uns ap-
préhendent ou rejettent l'idée d'un voyage à l'étranger,

d'autres sont détournés d'une expatriation lointaine, par
des raisons pécuniaires ou l'impossibilité de trouver des
compagnons à leur convenance, d'autres encore sont physiquement incapables de supporter les fatigues et les
risques inhérents aux voyages lointains. Dans tous les cas
— et ils sont très nombreux — le médecin doit être prêt à
tirer parti des ressources climatériques des Iles Britanniques. On pourrait objecter que lorsque les circonstances ne permettent pas le voyage à l'étranger, le malade ferait bien mieux de rester chez lui. Dans la majeure
partie des cas, ce serait une manière de voir erronée et
désastreuse. Bien que la tuberculose pulmonaire dépende plus souvent d'une hygiène défectueuse que d'un
défaut climatérique, il n'en est pas moins vrai que le
changement de climat facilite souvent l'adoption d'un
nouveau genre de vie plus sain. Nous sommes les esclaves
de l'habitude, et tant que nous séjournons dans le milieu
qui a engendré nos habitudes, nous avons les plus grandes difficultés à nous en délivrer ou à les modifier. Là
est l'explication probable de ce fait, qui d'ailleurs a frappé
tous les observateurs : que dans les affections chroniques, et en particulier dans la phtisie, tout déplacement est en général bienfaisant par lui-même.

Si les stations des Iles Britanniques ont, au point de
vue météorologique, quelques défauts incontestés, par
contre toutes possèdent un certain nombre d'avantages.
Dans la plupart l'aménagement est excellent, et bien
supérieur à celui du plus grand nombre des stations
étrangères. Le malade trouve la nourriture et la cuisine
auxquelles il est habitué. Les conditions sanitaires peu-

vent parfois être défectueuses, mais le plus souvent elles atteignent une perfection peu connue des étrangers. Enfin le malade est débarrassé des soucis possibles en pays étranger, et n'a pas ce sentiment de l'éloignement et de la séparation des amis, si pénible à quelques-uns. Ces considérations nous font consentir à soigner chez nous, nombre de malades pour lesquels nous aurions d'abord songé aux stations étrangères.

Les principaux sanatoria des Iles Britanniques sont:

A. — En Angleterre.

Ventnor, Bournemouth, Torquay, Saint-Léonard, Hastings, Penzance, Grange.

B. — En Ecosse.

Rothesay.

C. — En Irlande.

Glengariff, Queenstown, Rostrevor.

Ventnor réclame la première de nos descriptions, à raison de ses mérites particuliers, de son emplacement, — sagement choisi — et de son hôpital national pour la phtisie. Exposé en plein Sud, entièrement à l'abri du Nord grâce aux dunes de l'île de Wight; assis sur un terrain sec et poreux, Ventnor est un des points les plus secs et les plus ensoleillés des Iles Britanniques. L'air est remarquablement doux, et l'influence marine y détermine une grande uniformité. Le manque d'abri convenable contre les vents d'Est, est son seul désavantage sérieux. L'abondance de soleil y est très grande pour une ville d'Angleterre, et presque équivalente à Davos-Platz. L'hôpital national pour les tuberculeux est admirablement situé et très bien administré, les résultats du traitement y ont été entièrement satisfaisants.

Bournemouth, sur la côte de Dorset, a vite acquis le rang d'un sanatorium de premier ordre. Située sur les berges d'une petite rivière, le Bourne, et s'étendant le long de plaines couvertes de pins, cette station très abritée et chaude, possède tous les avantages d'un sol sec et sablonneux. Mieux abritée, moins ensoleillée que Ventnor, sa différence capitale d'avec Undercliff, est l'absence de toute propriété marine de l'air. A Ventnor, la mer est le plus puissant facteur du climat. A Bournemouth, on pourrait facilement vivre des semaines entières, sans soupçonner que la ville prétendait compter comme port de mer, tant est peu sensible l'action de la mer, dans les districts éloignés des falaises. Bournemouth vaut surtout par ses forêts de pins; et même en supposant que leurs émanations balsamiques soient moins puissantes dans les affections pulmonaires que l'ont affirmé quelques auteurs, elle offre, en dernier ressort, un grand choix de belles promenades à pieds ou en voiture, remarquablement appropriées au besoin des malades.

[L'auteur dans le chapitre précédent, parlant d'Arcachon, dit « Il est le Bournemouth de la France. » On le voit maintenant, peu de stations sont aussi comparables. Toutes deux exposées au Midi, toutes deux abritées du Nord par de hautes dunes, toutes deux bâties sur un sol sec, sablonneux, perméable, elles doivent l'une et l'autre leur grande valeur curative, à leurs forêts de pins. L'heureuse influence de ces forêts n'est pas niable. Que si quelques auteurs ont pu attribuer à Pau, sa valeur dans la cure climatérique de la phtisie, au voisinage de forêts de pins, combien plus réelle doit être cette valeur thérapeutique pour des stations en pleine forêt, telles que Bournemouth et Arcachon. On sait que la température d'un sol boisé est inférieure de plusieurs degrés à celle des environs non boisés, et que les forêts sont humides. Pour les bois de pins, rien de semblable n'est à craindre. Ils font office de serre chaude. Tandis que d'ordinaire on est pénétré par une sensation de froid humide lorsqu'on arrive dans une forêt, c'est au contraire une sensation de douce chaleur tiède que l'on ressent en s'enfonçant sous les pins. Ce rôle des forêts de sapins dans la conservation du calorique, se rencontre dans tous les climats. « En Angleterre nous avons eu plusieurs fois l'occasion de constater que des arbustes exotiques, plantés au-dessous de sapinières, étaient épargnés par les froids, tandis que les mêmes arbustes sur un versant sans abri, étaient gelés. Nous nous expliquerons ce phénomène par la raison que le courant froid qui descend de la colline pendant la nuit était retenu ou tempéré par la forêt de sapins, tandis que le versant nu de la colline ne possédait aucun abri (1). Ainsi donc les inconvénients possibles d'une forêt, relatifs à l'abaissement de la température, à l'humidité, ne sont nullement à redouter. Les malades retirent un grand bénéfice de leur séjour en pleine forêt de pins, non seulement parce que la forêt brise et atténue les vents, uniformise la température diurne et nocturne, fait disparaître la trop grande humidité de l'air, mais surtout par l'action spécifique qu'elle semble exercer sur les voies respiratoi-

1. Hermann Weber, *Climatothérapie*, Paris 1886.

res. Ce n'est pas d'hier que l'on connaît les effets salutaires des bois de pins sur les affections des voies respiratoires, le séjour dans les forêts semblant créer l'immunité contre la phtisie. Sur près de douze cents malades,
A. Lalesque, ne l'a constatée que trois fois. Et cependant, à l'époque où écrivait cet auteur, quelle triste
existence était celle du *résinier*, et que de conditions favorables sa déplorable hygiène créait à l'éclosion de
la tuberculose pulmonaire. « On appelle résiniers (1),
des hommes qui sont commis à l'exploitation des pins.
Ces individus habitent constamment les bois, ils se lo-
gent dans de chétives cabanes en planches, couchent sur
la dure, ne mangent que du pain noir ou du seigle, du
lard, des poissons fumés et salés, des sardines de Galice,
et ne boivent que de l'eau, la plupart du temps d'une
mauvaise qualité : elle a le goût, disent-ils de la racine
de pin. Tous les huit jours, ces hommes sortent des bois
pour venir passer le dimanche à La Teste au sein de leur
famille. Il est assez commun que ce jour-là soit un jour
de profusion. Après la parcimonie la plus dure, observée
toute la semaine, ils font alors des excès qui vont jusqu'à
la débauche. Aussi mal vêtus que mal nourris, ces individus ne se déshabillent jamais pour se mettre au lit,
que forme un grabat des plus durs et des plus rustique-
ment construit. Commençant leur ouvrage avant le
lever du soleil, ils vont chaque jour nu-pieds, à travers
la rosée dont sont couverts les herbes et les épais buis-

1. A. Lalesque, *Topographie médicale de la Teste de Buch*, 1835, J.
B. Baillière, Paris.

sons de la forêt. Une fois que le soleil a fourni la moitié de sa course, ils rentrent pour apprêter et prendre leur maigre repas, et s'éloignent immédiatement après qu'ils l'ont pris pour recommencer leurs travaux jusqu'à ce que le jour expiré ne leur permette plus de les continuer. Après cette description de leurs pénibles labeurs et leur pitoyable alimentation, on ne sera pas surpris de les retrouver généralement pâles, hâlés, maigres, terreux, presque imberbes, petits et débilités, portant de bonne heure tous les signes d'une vieillesse précoce. Néanmoins dans cette classe la régénération croît d'une manière sensible. » L'immunité bien constatée de cette race si débile relevait de son existence passée toute entière au sein des émanations résineuses. Dans la forêt d'Arcachon, chaque arbre est entaillé au flanc, et de cette plaie béante s'écoule la résine qui sature l'atmosphère de sa vapeur balsamique, et de ses principes térébenthinés. Placer le malade au sein d'une atmosphère imprégnée d'émanations balsamiques, n'est-ce pas lui permettre d'inspirer les principes volatils de la térébenthine. Ce n'est pas encore là, selon nous, le côté le plus important de la question. L'influence prépondérante de la térébenthine résulte surtout de l'action qu'elle exerce sur l'oxygène atmosphérique en le transformant en ozone. L'ozone est en plus grande abondance dans les forêts de pins, que dans les lieux découverts. Un air qui contient de l'ozone est un air pur, car ce gaz détruit les miasmes.] A Bournemouth, l'aménagement et le confort ne laissent rien à désirer.

Torquay est un petit endroit délicieux, bien abrité.

Son climat trop sédatif ne saurait convenir d'une manière générale dans la tuberculose pulmonaire.

Saint-Léonard et Hastings sont plus froids et plus exposés aux vents d'Est, que les sanatoria précédents. Ils ne conviennent pas aux phtisiques pour qui l'abri est indispensable, mais pourraient suffire à une catégorie de malades moins conpromis.

Grange, dans le Lancashire possède un climat de localité plus doux, plus égal que d'autres points de son voisinage immédiat.

Rothesay jouit d'un climat doux, égal et très humide. La fréquence des nuages et l'absence de soleil sont ses principaux défauts météorologiques.

Le climat d'hiver de Glengariff est particulièrement égal et doux. Les buissons d'arbousiers et les fleurs, témoignent d'une douceur climatérique inconnue des autres parties de l'Angleterre. Son paysage est un des plus beaux d'Irlande, et Bantry Bay, avec ses nombreux îlots, a plus de valeur qu'on ne lui en accorde. On y trouve deux bons hôtels.

Queenstown jouit d'un climat qui ressemble par ses caractères principaux à celui de Glengariff. C'est un endroit plus gai que le précédent, et qui offre plus d'attraction et d'intérêt aux malades.

Rostrevor, situé dans un coin abrité du Carlingford Lough, est très efficacement protégé à l'Est. Le paysage est agréable ; on y trouve deux hôtels passables. Le village par lui-même, est un petit endroit pauvre, sans attrait, ni intérêt pour le malade.

Nous n'avons compris dans cette revue, que les

sanatoria d'hiver, pour les cas où le malade pré-
fère hiberner au milieu des siens ; mais les Iles Britanniques offrent d'autres localités convenant à la tuberculose pulmonaire. En tête de cette catégorie est
Malvern, qui possède une belle situation, un magnifique paysage, un climat suffisamment sec, et un aménagement excellent. Son exposition à l'Est, en fait une
station incertaine pour l'hiver ou le printemps. Tun-
bridge Wells, établissement jadis en faveur, est un endroit chaud et abrité. Buxton, est une des stations des
Iles Britanniques, dont l'air est le plus vif et le plus for-
tifiant. A une altitude de 300 mètres environ, elle est
froide et nuageuse en hiver, mais convient l'été, aux
malades en état de supporter l'action tonique du climat.
Harrogate ressemble quelque peu à Buxton. Ces deux
stations sont plus connues pour leurs eaux minérales,
que pour leur air vivifiant ; mais doivent à ce dernier
leur valeur dans le traitement de la tuberculose. Ilkley
est une station analogue.

Pour l'hiver, le phtisique devra presque toujours recourir aux stations marines, plus chaudes et plus unifor-
mes en cette saison, que les sanatoria continentaux.
Quand des considérations personnelles ne limitent pas
le choix, Ventnor et Bournemouth offrent aux malades
les plus grands avantages, et le choix, dépendra moins
de différences insignifiantes dans la température et
le soleil que de la question de savoir si l'influence
marine plus ou moins prononcée est à même de donner
de bons résultats. Dans le premier cas, on doit préférer
Ventnor, dans le second Bournemouth. Leur principal

inconvénient, est le peu d'action tonique dont ils sont
capables, ne stimulant ni l'appétit, ni la nutrition, au
même degré que les localités à climat vivifiant. Ventnor
et Bournemouth, exercent souvent une influence débilitante ou sédative sur les bien portants, mais plus fréquemment le malade retire plus de bénéfice de la douceur de l'air, qu'il n'en perd par les effets sédatifs.
Nous nous trouvons au sujet de ces localités, en face
de l'éternel paradoxe du traitement de la tucerculose,
c'est-à-dire, calmer l'irritabilité pulmonaire, sans compromettre les fonctions digestives. Plusieurs auteurs
compétents, estiment que Bournemouth et Ventnor possèdent mieux que tout autre station anglaise, l'heureux
avantage d'apaiser la toux sans compromettre la nutrition. Leur influence sur la diminution de l'appétit est
plus sensible chez les bien portants que chez les malades,
et varie beaucoup avec l'idiosyncrasie individuelle.

Ces sanatoria conviennent aux formes communes de
la tuberculose, dans lesquelles la lésion pulmonaire
progresse et retentit sur l'état général. Dans les formes
chroniques à lésions limitées et torpides, avec conservation des forces, on peut avec avantage essayer Hastings
ou Saint-Léonard. Plus toniques que Bournemouth ou
Ventnor, ni trop exposés aux vents, ni trop froids, ces
sanatoria passent pour influencer favorablement la débilité générale inhérente à la tuberculose. On ne doit pas,
en général, indiquer Penzance, Torquay et Grange, à
moins de raisons personnelles rendant impossible le choix
de toute autre station. Penzance et Torquay sont encore
moins toniques et plus sédatifs que Ventnor et Bour-

nemouth ; et Grange n'a pas la quantité de soleil nécessaire. Rothesay ressemble à Grange, avec des propriétés marines plus marquées. Queenstown et Glengariff
méritent l'attention du malade irlandais désireux de ne
pas quitter sa patrie. Rostrevor n'est recommandable
qu'à ceux qui se trouvant dans son voisinage, ne vou-
draient pas entreprendre le long voyage nécessaire pour
gagner une station plus avantageuse.

Le tuberculeux qui se décide à hiberner dans les Iles
Britanniques, doit pallier les inconvénients du climat
par une préoccupation constante des lois de l'aménagement domestique. Il doit, autant que possible, avoir une
maison spacieuse, à fondations sèches, hautes, et tour-
née au sud. Les appartements de jour et de nuit,
devront être larges, aérés, avec de hauts plafonds et de
grandes fenêtres françaises ouvrant à deux batants par
le milieu, avec œil de bœuf au dessus. La ventilation
doit être rigoureusement surveillée nuit et jour, le gaz
prohibé, et les lampes à l'huile préférées. Chaque jour,
faire de l'exercice en air pur, à moins de trop mauvais
temps. Un promenoir sous abri, ouvrant au sud, et protégé contre les vents froids, rendrait le plus grand service pour l'exercice en plein air, pendant les temps rigoureux. Si ces conditions ne sont pas réalisables, la
maison d'été devra être munie de volets mobiles, pouvant être fixés à volonté, de façon à assurer la protection contre le vent et la pluie. On devra faire de nombreuses promenades en voiture, si la marche et l'équi-
tation sont impraticables. Grâce à ses moyens, nous
pouvons bénéficier dans une large mesure, des stations

anglaises, et obvier à quelques-unes de leurs imperfections inévitables (1).

L'expérience démontre que dans les sanatoria anglais les malades se trouvent mieux au début de l'hiver qu'à la fin. Il est surprenant de voir combien les phtisiques supportent, dans leur propre pays, les rigueurs d'octobre, novembre et même décembre. Un temps sec, ensoleillé et froid, non seulement n'est point dangereux, mais convient au tuberculeux. Mais hélas ! ce temps là est relativemeut rare dans les Iles Britanniques, et les brouillards et les pluies y prédominent en hiver. Alors que le tuberculeux se maintient, s'améliore même en plein hiver, surtout par la gelée, il souffre des temps frais et variables du début du printemps. Les vents secs de l'Est, amoindrissent sa vitalité déjà affaiblie, aggravent sa toux et prédisposent aux complications inflammatoires. C'est à cette époque qu'une fuite vers des régions plus chaudes est particulièrement désirable, car Ventnor lui-même souffre cruellement des vents de l'Est, et Bournemouth n'échappe point à leur mauvaise influence.

1. Voir les leçons d'Hermann Weber, relatives à nombre d'excellents conseils, sur cette question.

· CHAPITRE XIV

Choix du climat dans la phtisie

Le choix du climat dans la phtisie est souvent d'une grande difficulté. Les divers sanatoria ont des caractères météorologiques précis, mais des effets physiologiques moins nets. Aussi lorsque nous voulons mettre nos connaissances en pratique, nous nous heurtons à cette difficulté presque insurmontable d'apprécier la réaction individuelle propre au climat. De cette appréciation exacte, bien plus que de tout autre principe plus ou moins arbitraire, dépend l'application particulière des ressources climatothérapiques. Passons en revue quelques variétés et degrés de la phtisie, et essayons d'indiquer quel climat peut leur convenir, en faisant remarquer qu'on doit toujours tenir compte du tempérament et des idiosyncrasies individuelles.

A. La variété, probablement la plus commune dans ce pays-ci (1), débute insidieusement par la perte des forces, une petite toux sèche, avec diminution graduelle de la nutrition. Parfois le début s'annonce par de petites

1. La « phtisie tuberculeuse chronique » de Théodore Williams, et de plusieurs autres écrivains.

hémorrhagies ; parfois la perte totale et inexpliquée de l'appétit est le premier indice du danger, ou bien encore une respiration courte. Dans la majorité de ces cas, on retrouve la prédisposition héréditaire, on constate un développement incomplet du thorax, certaine finesse de la peau, avec des cheveux soyeux. L'examen physique révèle que cet état pathologique est concomittant d'une lésion très circonscrite des sommets, à marche lente, mais entrainant tôt ou tard le ramollissement et la caverne.

Qu'un nombre considérable de ces cas puissent être et soient guéris par un changement de climat et de genre de vie, on n'en peut raisonnablement douter. La proportion des guérisons s'accroîtra rapidement à mesure que les principes du traitement climatérique seront mieux connus et appliqués. Trois des climats précédemment étudiés, peuvent convenir à cette variété de phtisie, ce sont :

1° Le climat d'altitude,

2° Le climat océanien,

3° Le climat sec des plaines intérieures.

Un temps viendra où nous pourrons formuler l'indication propre à chaque climat, mais nous n'en sommes pas encore là. Nos connaisances actuelles ne nous permettent pas d'affirmer qu'une tuberculose pulmonaire, d'un pronostic favorable, susceptible de s'améliorer ou de guérir à bord, ne se serait aussi bien trouvée de Davos ou de la Riviera australienne. Il existe très probablement un grand nombre de malades pour lesquels, l'un quelconque de ces climats, judicieusement mis en

14

usage donnera d'excellents résultats. De même que dans d'autres circonstances, tout climat échouera à coup sûr. S'il est impossible de formuler des lois positives, applicables à tous les cas, et donnant au choix du climat la rigueur scientifique, du moins pouvons-nous formuler quelques principes généraux et quelques indications précises.

Dans les cas exempts de complications, caractérisés par une constitution à peine ébranlée, permettant de continuer la vie active, par le bon état des voies digestives, par le calme du système nerveux, la formule générale devrait être, en premier lieu, d'essayer du climat d'altitude. Les difficultés inhérentes à l'éloignement et au transport, font encore préférer les sanatoria alpins, surtout Davos et Wiesen ; mais les stations élevées des Andes, Bogota, Quitto, Jauja et Arequipa, offrent de grands avantages, et sont en passe de se populariser. La mise en jeu du climat d'altitude, est subordonnée à l'existence des conditions favorables susénumérées. Diverses complications rénales, intestinales, goutteuses, rhumatismales, etc., en sont des contre indications. L'excitabilité marquée du système nerveux, est un obstacle à son usage, que rendent incertain et risqué un affaiblissement marqué et des troubles digestifs graves. Quoi qu'il en soit, lorsque ce traitement réussit, il donne des succès remarquables et souvent complets. C'est là un détail en sa faveur, dont il faut se souvenir.

Si dans quelques cas types de phtisie commençante, les sanatoria d'altitude sont éliminés pour une des rai-

sons précédentes, la méthode qui se présente aussitôt
après, est celle des voyages sur mer, aux résultats souvent très encourageants. Ils conviennent mieux que le
climat de montagne aux phtisiques peu robustes; l'existence d'une des complications indiquées, ne constituant
pas une contre indication. Un affaiblissement marqué
n'est pas un obstacle à son application, puisque le malade peut jouir de tous les avantages de l'air marin, par
le simple repos à la chaise longue sur le pont du navire, et que la nécessité d'une vie active est bien moindre qu'à Davos et Saint Moritz. De même les troubles
digestifs sont plus faciles à traiter, à bord qu'au sein des
montagnes. Rarement le mal de mer atteint gravement
le phtisique, l'appétit s'améliore presque invariablement, et la diarrhée n'est pas habituelle en mer. En ce
qui concerne l'agitation nerveuse, tout dépend du confort du navire, du temps que l'on essuie, et de la possibilité de s'assurer des compagnons agréables. Mais par
lui-même, le climat marin n'a pas l'action franchement
excitante, caractéristique des altitudes. Le grand défaut
des voyages sur mer est leur durée trop courte, et la
fréquence des rechutes dès que le malade touche terre.

Le climat sec des plaines intérieures, est d'une grande
utilité, non seulement par ses qualités propres, mais en
raison surtout de l'immense avantage d'être applicable
en toute saison, de se prêter aisément au séjour prolongé
des malades dans un milieu favorable à leur guérison.
Les indications particulières qui le rendent préférable
aux climats d'altitude et de l'océan, ne sont pas nettes,
mais il est indiscutable que bien des cas connus de gué=

rison complète, sont relatifs à des phtisiques définitivement installés dans l'intérieur de l'Australie, dans l'État
libre d'Orange ou d'autres localités analogues.

B. Un second type, plus rare, de tuberculose pulmonaire, débute par des hémorrhagies brusques et abondantes, survenues au milieu d'une santé d'apparence
parfaite, et qu'accompagnent des lésions locales légères
ou nulles (1). Dans ce cas, la tare héréditaire n'existe
pas ordinairement. Ce sont ceux qui donnent le plus
d'espoir et se comportent bien dans différents climats.
Mais l'expérience des médecins de Davos, a démontré
que les sanatoria d'altitude, leur conviennent spécialement. L'idée singulière qui consiste à croire que la raréfaction de l'air des hautes altitudes, favorise l'hémorrhagie pulmonaire, est, on le reconnaît maintenant, abso-
ment sans base.

C. Une troisième variété de phtisie présente de grandes analogies avec la pneumonie. Le début est nettement
défini : forte fièvre avec hépatisation plus ou moins étendue des poumons. Souvent la dégénérescence est rapide,
l'hépatisation se ramollissant vite, pour former des ca-
vernes. Cette forme constitue alors la « phtisie aiguë »
ou la « pneumonie scrofuleuse de Théodore Williams, et
la « phtisie pneumonique aiguë » de Douglas Powell.
Lorsque la marche de la maladie est rapide et continue,
le traitement climatérique est impraticable. Mais certains malades se remettent d'une façon inattendue, et le

1. La « phtisie hémorrhagique » de C. J. B Williams, Théodore
Williams, Peacock, Bennet, etc.

processus ulcéreux subit un arrêt plus ou moins complet. Alors, si peu encourageant que puisse paraître le cas, la question du changement de climat se pose, et le malade peut faire choix d'un sanatorium étranger, même étant prévenu que tout espoir d'amélioration est bien limité. Les climats stimulants ne peuvent s'adapter à cette variété en raison de leur tendance à raviver l'inflammation éteinte, et à rappeler l'état aigu. La contre indication du climat d'altitude est donc formelle. Il en est de même, mais à un moindre degré, de certaines stations marines et du climat des plaines intérieures. Restent le climat océanien et le climat marin humide. Le voyage sur mer est d'un résultat douteux, non pour des raisons d'ordre météorologique, mais parce qu'un long éloignement de la patrie, et les exigences d'un voyage lointain ne sont pas à désirer dans des cas d'un pronostic si peu favorable. En somme si le traitement climatérique est essayé, les stations marines humides, telles que Ventnor ou Madère sont les plus convenables, la prépondérance de leur action sédative, tendant à prolonger la période de calme. La gravité toujours réelle de cette forme de phtisie, est en raison directe de la perte de substance du tissu pulmonaire, et des ravages de la constitution survenus avant que la phase chronique ait succédé à la phase aiguë.

D. On doit distinguer avec soin un quatrième type de phtisie, à savoir, les cas de pleurésie chronique ou de pneumonie à résolution incomplète, menaçant de devenir tuberculeuses. Presque jamais il n'existe de tare héréditaire, et le traitement climatérique offre les plus grandes chances de succès. Le climat d'altitude trouve, dans cette catégorie, les succès les plus notables ; la raison en a déjà été suffisamment donnée. Les sujets affectés de ce type de phtisie, devraient, à peu près sans exception, être envoyés dans les Alpes ou les Andes; la seule précaution nécessaire étant d'attendre que la poussée inflammatoire soit enrayée, afin d'éviter toute recrudescence sous l'influence de l'air excitant des montagnes. Les résultats de cette méthode de traitement sont des plus satisfaisants.

Si par un motif quelconque, on n'utilise point ou rejette les sanatoria d'altitude, on peut essayer les stations marines sèches ou les plaines intérieures. Le voyage en mer est moins applicable, car il comporte des habitudes d'inactivité. Or, dans les cas qui nous occupent, l'exercice physique est une des conditions esssentielles du succès, en favorisant l'expansion des poumons malades.

E. Dans ces cas du groupe précédent, le trait dominant est la dégénérescence fibreuse du tissu pulmonaire constituant la « phtisie fireuse » d'Andrew Clark. En ce cas, il reste encore au poumon, une activité fonctionnelle suffisante, et on pourra essayer le climat d'altitude. Mais, si la dégénérescence fibreuse est très étendue et la dyspnée intense, les stations marines sèches ou les plaines intérieures donneront des résultats meilleurs.

F. Un catarrhe bronchique chronique est l'origine d'une sixième variété de phtisie « phtisie catarrhale » de Théodore Williams, contre laquelle Madère et d'autres stations analogues, humides et chaudes, fournissent les meillleurs résultats.

G. Pour terminer signalons la phtisie laryngée dans laquelle la climatothérapie est simplement palliative. Les climats chauds et humides tels que Ventnor et Madère, sont ici plus convenables.

Dans cette étude des différentes variétés de phtisie, il n'a été tenu aucun compte de l'état de la muqueuse bronchique. L'importance trop grande accordée jadis aux indications qui en découlent, a été une source inépuisable d'erreurs. Toutefois ces indications ne doivent pas être entièrement perdues de vue, pourvu que leur importance dans le choix du climat, soit strictement subordonnée à l'état général et à la forme de la maladie. L'ancienne formule — climats secs pour les sécrétions bronchiques abondantes, climats humides pour les sécrétions bronchiques rares — de quelque valeur au cas de bronchite, est entièrement fausse appliquée à la tuberculose pulmonaire. Souvent une abondante sécrétion bronchique se tarit à bord où l'air est saturé d'humidité d'une façon constante ; ce qui démontre qu'une loi fondée sur la sécrétion bronchique dans la phtisie, ne saurait être un guide sûr. Cette formule a soulevé une autre question décisive, à savoir qu'elle considère l'amélioration de la sécrétion bronchique comme un progrès au cours de l'évolution de la phtisie, tandis que très certainement les variations survenues, soit dans la quantité, soit dans les caractères macroscopiques de l'expectoration, n'ont aucun rapport précis avec la marche de la maladie. Les malades s'illusionnent souvent à cet égard, se décourageant ou renaissant à l'espérance selon les modifications de l'expectoration. Mais l'observateur ne devrait pas tomber dans cette erreur.

Les règles relatives à la fièvre intense, s'appliquent également à sa conséquence habituelle : l'émaciation profonde. Son apparition, d'un pronostic toujours grave, exclut tout traitement climatérique, ou oblige à choisir les sanatoria les moins favorables : les stations sédatives.

L'ulcération laryngée rend presque nulle, toute climatothérapie. Elle est presque toujours le commencement de la fin. La même remarque s'applique aux ulcérations intestinales. D'autre part, la diarrhée chronique, conséquence du catarrhe gastro-intestinal, guérit souvent et rapidement dans les altitudes. Ce dernier symptôme ne permet pas de recommander Madère, les troubles intestinaux y étant fréquents et tenaces.

L'anémie, manifestation toujours défavorable dans la phtisie, fait rejeter les altitudes, en faveur des voyages sur mer, ou de quelque climat uniforme et chaud.

Quelle indication peut-on tirer de la période de la maladie, pour le choix d'un climat ? La période de début est la plus favorable à la mise en œuvre du traitement climatérique ; mais la période de la maladie importe beaucoup moins que sa marche et que la résistance de l'organisme. Certains cas, à la troisième période, avec lésion circonscrite et stationnaire, avec conservation d'un bon état général, sont plus justiciables du traitement climatérique, que d'autres, à la première période, dont les lésions locales s'étendent rapidement et dont les symptômes d'infection générale sont très marqués. L'auteur partage la manière de voir de Douglas Powell, au sujet de la confusion produite par l'importance accordée aux « périodes » de la phtisie. « Si cette désignation s'appliquait uniquement à la structure ou à l'anatomie du poumon tuberculeux, il n'y aurait pas d'objection à faire, mais, en réalité, cette désignation sert, par extension, à la maladie elle-même, et devient ainsi une source d'erreurs et de malentendus regrettables. Ces degrés qui servent à diviser en périodes le cours entier de la maladie, ne se rapportent qu'aux effets de la maladie sur tout ou partie d'un ou des deux poumons. Appliqués à l'état actuel ou à la durée probable de la maladie, ils n'ont aucune valeur (1). » Pour déterminer la période la mieux appropriée au traitement climatérique, nous dirons que c'est la période de calme, par opposition à la période d'activité, plutôt que de parler des trois degrés de la maladie, comme c'est la coutume dans la littérature médicale. En d'autres termes, la première et la troisième période sont justiciables de la climathérapie, pourvu que la maladie soit à l'état de chronicité et de repos. Il n'en est pas de même de la seconde période, période active, d'après notre hypothèse. En ce cas, la prudence conseille de temporiser jusqu'à ce que le processus de ramollissement ait atteint ses limites probables. Si la marche de ce processus est aiguë, sans tendance manifeste à l'arrêt, le traitement climatérique est sans espoir. Tandis que si la formation d'une caverne enraie le mal, le changement de climat peut produire de bons effets. Mais la formule générale reste invariable : nous devons déconseiller tout traitement climatérique tant que le travail d'ulcération continue.

1. Maladies des poumons et des plèvres, p. 333-4.

Toutes les règles relatives au choix du climat sont tempérées par l'aveu gênant, mais nécessaire, que ce choix dépend beaucoup de l'idiosyncrasie individuelle. Le professeur Jaccoud dit avec raison « que le traitement climatérique est entièrement une question d'adaptation individuelle. Lorsque l'expérience pratique à démontré l'existence réelle de cette adaptation, le séjour doit être le plus long possible, en vue d'en obtenir tout le bénéfice possible. Cette règle implique une révolution complète dans la climatothérapie, et pourtant quoi de plus naturel, de plus simple, je dirai presque de plus élémentaire ? Ici le climat est le remède (1), s'il est bienfaisant, pourquoi le changer ? Ce serait un non-sens. » (*De la phtisie pulmonaire*, page 382.)

Ce qui précède, soulève la question de savoir si les sanatoria devraient être choisis en vue d'un séjour continu, ou d'un simple déplacement saisonnier. Cette dernière manière de voir, très répandue, a été la source de bien des malheurs. L'idée dominante du phtisique est de choisir une station d'hiver, qu'il abandonnera dès le printemps pour regagner soit son pays, soit un autre sanatorium. Dans quelque cas, cette nécessité s'impose. Par exemple : un séjour de tout l'été, à Alger, Tanger ou Mogador, ne saurait être conseillé. Mais il n'est nullement nécessaire de fuir à la fin de l'hiver, Davos ou l'intérieur de l'Australie. On pourrait poser comme axiome que la condition par excellence d'un sanatorium est d'ê-

---

1. Cette assertion demande à être légèrement modifiée de la façon suivante : « le climat, *plus* le changement de vie, sont les remèdes ».

tre habitable toute l'année. La cure par les altitudes et les voyages sur mer, a le grand avantage d'être praticable indépendamment de la saison. Parfois pourtant, il y a lieu de recommander une station automnale ou printanière, pour préparer ou terminer une résidence d'hiver. Le choix de la première souffre peu de difficultés. Biarritz et Arcachon sont les deux stations d'automne préférées des malades, en route pour la Riviera, Palerme, Malaga, Alger, Tanger, l'Egypte ou Madère. La Suisse possède des stations agréables jusqu'à la fin d'octobre, et les plages de Come et Majeur sont délicieuses en cette saison. Au contraire, la désignation d'une bonne résidence de printemps est très difficile. Hermann Weber fait observer avec raison qu'il existe bien peu de sites, possédant à cette époque de l'année, des avantages spéciaux. Le temps est si variable en mars, avril, dans les régions les plus favorisées de l'Europe, que tout dépend du caractère de la saison et rien du nom du mois. En somme le mieux est pour le phtisique, de prolonger son séjour dans sa résidence d'hiver jusqu'avant dans le printemps, et autant que possible jusqu'à ce qu'il puisse retourner chez lui avec sécurité. Les observations des malades en voyage, fourmillent d'accidents attribuables au printemps.

L'avenir de la climatothérapie est brillant, en tant que prophylaxie. Dans aucune maladie les signes prémonitoires, n'ont une importance plus évidente, et l'on ne saurait trop répéter que le changement de climat devrait avoir lieu au moment précis où le succès est une question de certitude. Dans les cas de menaces ou de début, on choisira entre le traitement par l'altitude ou par les voyages sur mer, tous deux donnant des guérisons définitives. On préférera le premier au cas de développement thoracique incomplet bien caractérisé.

Le choix du climat est, par malheur, trop souvent subordonné aux goûts et aux habitudes du malade. Tel éprouve une répugnance invincible pour la mer, tel autre ne veut pas essayer d'un séjour au milieu des neiges alpestres, séjour qu'il considère comme risqué, un troisième refusera d'être hors de portée de la poste, du club, ou d'un hôtel de première classe. Dans ces conditions il se peut que le médecin soit forcé d'adopter une ligne de conduite qu'il sait passible d'objections les plus sérieuses. Il aura suffisamment rempli son devoir, en avertissant le malade des risques auxquels il s'expose à raison de son propre choix.

L'hémophtysie ne saurait être considérée comme une indication précise du choix à faire. Divers auteurs la considèrent, mais sans raison suffisante, comme une contre indication des refuges d'altitude et des voyages sur mer. La proscription des premiers prend son origine dans la déduction erronée, tirée des épistaxis dont souffrent les montagnards pendant les grandes ascensions. En concluant par analogie, on oublie que les conditions de la pression sanguine aux divers orifices et dans les régions profondes de l'économie, sont non seulement différentes, mais diamétralement opposées. L'abaissement de la pression atmosphérique, tend à augmenter l'afflux sanguin à la phériphérie, d'où nécessairement diminution proportionnelle de la quantité de sang dans les viscères, et par conséquent dans les poumons. Nous devons considérer le séjour des altitudes, non comme une cause, mais comme un obstacle à la production des hémorrhagies. A Davos, l'expérience démontre clairement le fait. Bien des cas vulgaires de « phtisie chronique » ont des hémoptysies pendant le séjour des malades dans la plaine, tandis que ce symptôme s'amende par l'hivernage dans les Alpes. Peu de formes de la maladie, l'observation en fait foi, se comportent aussi bien à Davos que la « phtisie hémorrhagique » de Théodore Williams. On s'explique difficilement d'après quelles données l'hémoptysie a pu être considérée comme une contre indication des voyages sur mer. Cette opinion, semble-t-il, ne repose sur aucune vue théorique, et il n'existe, en sa faveur, aucun fait positif.

L'intensité et les caractères de la fièvre, fournissent un élément d'appréciation plus important que l'expectoration ou l'hémoptysie, et mieux à même de nous guider. Pour le professeur Jaccoud, la loi est absolue, en cas de fièvre intense, *rebelle aux antipyrétiques*, les sanatoria d'altitude sont contre indiqués. Les médecins de Davos sont moins absolus. Mais sans aucun doute, si une fièvre modérée n'est pas une contre indication, une fièvre intense fait du séjour des montagnes, un moyen dangereux. Ces cas sont peu favorables au traitement climatérique, qui, s'il est adopté, procurera plus d'avantages par les climats sédatifs.

CHAPITRE XV

Le voyage des malades

Le tuberculeux qui s'expatrie pour faire une cure climatérique, ne doit pas oublier combien un voyage de malade diffère d'un voyage d'agrément. Son but unique doit être l'amélioration de sa santé. Ceux qui ont vécu parmi les voyageurs malades, savent combien ce précepte est souvent ignoré, et combien son ignorance et son oubli entraînent d'insuccès climatériques. La recherche de la santé, et la poursuite du plaisir ne sont pas absolument incompatibles, mais l'une et l'autre sont souvent contradictoires. Aussi le malade doit-il se mettre en route, avec la détermination bien arrêtée, de donner, dans les cas douteux, la préférence à la santé. A lui de considérer la monotonie et l'*ennui*, comme des maux moindres que certains plaisirs ; à lui de se contenter, en voyant les autres prendre des plaisirs qui lui sont interdits.

Les différences entre un voyage d'agrément et le voyage des malades sont nombreuses.

Premièrement. Les déplacements trop fréquents sont interdits. On peut définir un voyage ordinaire : le passage rapide d'un lieu en renom dans un autre, par la voie la plus rapide, et dans le temps le plus court. Cette manière de voyager serait non seulement impossible, mais contraire au but poursuivi par le malade, son objectif étant non de changer perpétuellement de climat, mais de prolonger son séjour aussi longtemps qu'il sera nécessaire, lorsqu'il aura trouvé les conditions météorologiques les mieux appropriées à son état. Les voyages ordinaires peuvent présenter quelques avantages pour les nerveux, les hypochondriaques, etc., mais, en règle générale, ils sont absolument mauvais pour les tuberculeux. De nos jours, on conseille rarement un voyage ordinaire en Europe, mais on prescrit souvent un voyage autour du monde, ce qui est simplement répéter l'ancienne erreur, sur une plus vaste échelle. Nul doute cependant que les fréquents séjours en mer, conséquences d'un voyage de circumnavigation, n'aient un côté favorable. Mais les bénéfices obtenus par la vie de bord, sont très souvent annihilés par les fatigues et les privations inhérentes à la traversée des colonies australiennes et du continent américain.

Deuxièmement. Le voyage des malades diffère d'un voyage d'agrément, en ce qu'il ne permet guère de visiter les choses à voir et de s'instruire. Les préoccupations ordinaires du touriste doivent passer au second plan pour le tuberculeux. Quelles raisons a-t-il de voir des sites renommés, et d'acquérir de grandes connaissances, s'il dépense trop de forces physiques, et compromet ses chances de guérison ? C'est là pour le malade un piège continuel au cours de son voyage ; aussi lui faudra-t-il de la volonté et de la résignation pour l'éviter. Les conseils médicaux sur ce point, sont indispensables au phtisique, afin de lui permettre les excursions possibles sans danger. Faute de ces conseils, la règle générale est d'éviter toute distraction ou tout plaisir risqués. Le désir de s'instruire, si louable dans un voyage ordinaire, ne doit entrer pour rien dans le voyage des malades. Les heures passées dans des cathédrales glaciales, dans des galeries de tableaux surchauffées, ou dans des rues pleines de poussière, sont des inconvénients périlleux pour le malade, en retour desquels il ne gagne rien.

Troisièmement. Dire que le voyage des malades ne comporte ni les fatigues, ni les excitations dont l'origine réside dans les déplacements incessants et le désir de tout voir, c'est seulement résumer les deux considérations précédentes. Ces inconvénients on devra les éviter par toutes les précautions indiquées. Le tuberculeux a besoin, non point d'inaction, mais d'un exercice journalier, réglé dans les meilleures conditions, avec toute facilité de repos. Il ne peut rien espérer, si ce n'est en mal, de l'excitation inhérente à un voyage par chemin de fer la nuit, et à un changement perpétuel d'habitat — sorte d'usure et de fatigue qu'éprouvent même les bien portants.

Quatrièmement. Le voyage des malades exige des dépenses assez larges pour procurer le confort. Le touriste peut prendre plaisir à traverser les continents à un prix minimum, et dans des conditions relatives d'aise et d'agrément ; mais l'avenir du traitement climatérique de la phtisie est sérieusement compromis si les ressources financières sont trop restreintes. Le malade a besoin de mille petits détails de confort — tous onéreux — dont le voyageur bien portant peut se priver; et, il doit être de la part de son entourage l'objet d'une incessante sollicitude qu'on n'obtient pas des étrangers sans de fortes dépenses. Ces dépenses obligatoires sont naturellement proportionnées à la gravité de la maladie, et au degré d'isolement du malade. Ce dernier, à la période du début, accoutumé à une nourriture abondante, et ayant conservé une certaine vigueur physique, ne doit pas abandonner tout espoir de traitement climatérique, à cause du *res angusta domi*. En ce cas, l'émigration et le séjour dans une des colonies australiennes, présentent les avantages les plus certains. Mais encore ne faut-il pas perdre de vue cette règle fondamentale, que les occupations nées du nouveau genre de vie, doivent permettre une existence saine et régulière. D'autres malades, dont le choix est limité par des considérations pécuniaires, feraient bien de chercher un poste à bord des navires. Ces situations ne sont ni nombreuses ni lucratives, mais leurs avantages, au point de vue de la santé, sont sans égaux. Les jeunes gens prédisposés à la tuberculose peuvent avec avantage, entrer en qualité de novices, sur les navires marchands, pourvu toutefois que la probité de l'armateur et la moralité du capitaine, soient une garantie suffisante d'un bon traitement, et d'une surveillance attentive de l'alimentation et de l'hygiène. C'est une existence dure, que ne sauraient embellir les descriptions poétiques des romanciers, mais sans conteste, elle assure une guérison presque certaine, dans la variété la plus rebelle de la phtisie. D'autres jeunes gens, prédisposés aux affections thoraciques pourraient rechercher des places d'économe à bord des vapeurs ou des voiliers. Cette fonction implique peu de travail, une vie agréable dans un milieu social convenable, avec le grand bénéfice d'un séjour continu en mer. Les jeunes médecins, atteints ou menacés de quelque affection pulmonaire, feraient bien d'obtenir la place de chirurgien de bord, et de rester ainsi assez longtemps en mer, pour assurer leur guérison. Dans ces différents cas, les conditions les plus favorables au succès de la cure climatérique, se trouvent réunies, c'est-à-dire, une occupation constante dans des conditions favorables à la guérison.

Des divers sanatoria contre la phtisie, dont il a été question, ceux de la Riviera (Cannes, Nice, Menton, San Remo, etc.,) sont probablement les plus coûteux. Alger était beaucoup moins coûteux, mais sa chèrté s'est accrue en raison directe de sa popularité. Davos est relativement bon marché ; on a une bonne installation d'hôtel pour 8 à 9 francs par jour. L'Engadine est un peu plus coûteuse. L'Afrique du sud est une région où voyager coûte cher à raison d'installations par trop primitives, et de la nécessité de s'approvisionner de beaucoup d'objets qui d'ordinaire ne font pas partie des *impedimenta* du voyage. Toutefois, là, comme dans toutes les colonies anglaises, de bonnes recommandations procurent plus de confort, et atténuent les dépenses. En Australie et dans la Nouvelle-Zélande, le prix moyen

de la vie d'hôtel est environ de **12 fr.** 50 par jour ;
mais on peut trouver une bonne pension moyennant **25**
à 50 fr. par semaine ; et dans l'intérieur, le touriste
trouve chez les squatters une hospitalité cordiale, sincère et sans équivalent dans sa patrie. En Californie,
le prix de la vie d'hôtel varie, comme ailleurs en Amérique, de 13 fr. 50 ou 16 fr. à **21 fr.** 50 par jour. L'auteur
ignore ce qu'on peut dépenser à Bogota ou dans les
autres sanatoria des Andes.

Cinquièmement. Le voyage des malades demande
des compagnons de route, sympathiques. Quelque difficile qu'il soit à réaliser, ce point est d'une importance
capitale. Le tuberculeux dont le moral est presque
toujours si bon, a des périodes de défaillances, surtout
dans les pays lointains, privé de la société des siens.
Dans ces moments, rien n'égale pour lui la présence des
proches parents, partageant ses sentiments et ses sou-
venirs, et n'encourage mieux ses espérances, et n'adou-
cit plus ses regrets.

Sixièmement. Le voyage des malades devrait compor-
ter le plus court séjour possible, dans les hôtels ou les
maisons meublées, et se rapprocher, autant que faire se
peut, des conditions de la vie domestique. L'expérience
démontre que le malade est plus heureux, et dans des
conditions de curabilité meilleures, chez lui ou chez un
ami, y trouvant à volonté une société tranquille et sympathique, entouré de soins incessants et conformes à
ses goûts et à ses besoins. Ce fait est tellement bien
compris, que de nos jours dans les principaux sanatoria,
il est de plus en plus de règle pour le malade riche, de

se procurer une villa ou un appartement pour son usage exclusif, et qu'il transforme autant que possible en un second chez lui. Les objections contre la vie d'hôtel pour les tuberculeux, sont nombreuses et puissantes : la monotonie de la nourriture pour si variée et si riche qu'elle soit, peut convenir à des gens en bonne santé, et nullement à des malades ; les longs repas dans des salles à manger surchauffées sont fatiguants et nuisibles. On n'y trouve pas assez de repos et de solitude, et trop les tentations à des distractions dangereuses. Les salles de concert bondées de monde, et les danses peuvent convenir au voyageur ordinaire, mais comportent de trop grands dangers pour le tuberculeux.

Bien des difficultés du voyage, qui par avance, tourmentent le malade, deviennent insignifiantes avec l'expérience. Il est souvent dans le plus grand embarras pour s'habiller convenablement à l'étranger, mais il ne doit pas se préoccuper à ce sujet. Les vêtements qui conviennent pour l'été anglais, on peut s'en servir, avec quelques modifications, dans la plupart des stations favorables aux phtisiques; tandis que le vêtement d'hiver peut être utilisé soit à bord, sous les latitudes froides, soit dans les pays où l'on s'attend à un hiver froid. Les extrêmes opposés, sont représentés par Davos d'une part, où l'adjonction de fourrures au vêtement anglais ordinaire est utile, d'un autre côté, par l'Australie où les vêtements d'été les plus légers sont supportables pendant la majeure partie de l'année.

La réglementation de la nourriture ne doit dans aucun cas, être une difficulté réelle, si le malade a étudié les principes généraux du régime qui convient au phtisique, ainsi que les modifications dictées par l'expérience, dans chaque cas particulier. Le lait, les œufs, la viande, formant la base de ce régime,se trouvent d'ordinaire dans tous les pays civilisés,en quantité suffisante et de bonne qualité. A bord, il peut être malaisé de se procurer les deux premiers de ces aliments, mais l'art de conserver les denrées alimentaires, fait de tels progrès, que ces difficultés déjà bien aplanies de nos jours, vont s'atténuant vite. Presque dans tous les pays, on abuse des repas de viande, — surtout du veau — et le *quantum* nécessaire des aliments graisseux est d'ordinaire représenté par de la graisse sous forme de sauces, par de l'huile de salade etc., aliments désagréables pour un malade anglais. Dans certaines contrées,les « cures diététiques, » ont une grande réputation ; telles la « cure de raisin » et la « cure de petit lait » en Suisse, la « cure par le Koumys » en Russie, et dont les heureux effets sont plus probablement sous la dépendance de l'heureuse association d'un régime simple à une vie très régulière de plein air.

Dans certains pays le malade est sollicité à des écarts de régime, contre lesquels il doit se tenir en garde. L'abus des vins acides et des eaux minérales dans quelques stations continentales, l'usage immodéré de fruits dans les pays chauds, la prédominance déraisonnable de la viande dans le régime australien, l'abus imprudent d'eau glacée en Amérique, sont autant d'erreurs que le malade évitera, par la connaissance des nécessités diététiques dans la tuberculose.

Il n'y a pas lieu de se tourmenter du langage. Les Anglais et les Américains, héritiers de l'idiome Saxon, sont des voyageurs universels, dont le voyage est singulièrement facilité par ce fait, qu'ils n'ont d'ordinaire que leur langue à parler. Il y a peu de stations importantes, où l'anglais ne soit suffisamment bien parlé, du moins pour les usages courants. Le capitaine Arabe, criant sur un paquebot du Nil, à son mécanicien « Go ahead » et « Stop here » prouve combien la civilisation et l'extension des voyages, ont répandu la connaissance de la langue anglaise, sur une grande partie du globe.

Si les difficultés précédentes sont illusoires, il en est d'autres plus réelles. La plus importante est l'incertitude du temps. La plupart des malades anglais qui vont à l'étranger pour la première fois, s'exagèrent également et les défauts de leur climat, et l'excellence de celui des autres pays. Ils s'attendent à un soleil continuel, sans chaleur pénible, oubliant que cette double association se rencontre rarement. Ils désirent des journées sèches et chaudes, mais oublient que par une loi invariable, de telles journées sont nécessairement suivies de nuits fraîches et froides. Connaissant l'inconstance et la variabilité du climat britannique, ils attendent des autres climats une uniformité irréalisable. Partout, ils entendent dire qu'ils ont rencontré « un temps exceptionnel, » et sont portés à considérer ce temps, comme une malechance personnelle. C'est peu raisonnable, mais très humain. S'imposant beaucoup de sacrifices dans l'unique but de se procurer du beau temps, le malade peut bien se montrer ennuyé, si le contraire se produit.

Une autre cause de déception, est l'aménagement des
maisons, dans bien des stations étrangères. Dans les
pays chauds, le but poursuivi en architecture est de se
protéger contre la trop grande chaleur de l'été, sans
tenir compte dans la pratique d'un froid problématique,
et du peu de durée de l'hiver. Mais le malade qui recherche ces pays, presque exclusivement en hiver, peut
avoir à supporter les inconvénients sérieux du peu
d'épaisseur des murs, des toitures mal jointes, de l'absence de cheminées, pendant les temps pluvieux et froids
qui se produisent parfois en hiver, même dans les pays
les plus favorisés.

En dernier ressort, le désappointement joue un rôle
considérable, en diminuant l'agrément du voyage. C'est
une erreur très répandue, de croire que les contrées
étrangères abondent en merveilles, et doivent exciter
continuellement notre admiration. Il est certain que peu
de contrées sont d'un charme aussi général, aussi riches
en belles cultures et en choses curieuses, que les Iles Britanniques. L'Italie plus riche en soleil et en trésors artistiques, est sale, malpropre, ignorante. L'Algérie possède
le datier, les orangers, mais est un désert en comparaison
des comtés de Kent ou du Devon. Bien des pays étrangers n'ont d'attrait que pour des yeux exercés et une intelligence cultivée — sans quoi le voyageur peut aller
de Dan à Beersheba, et trouver tout désert— et le malade a trop à s'occuper de sa santé, pour s'oublier dans
la culture des plaisirs intellectuels. Sans doute, il n'y a
point là d'incompatibilité, mais sans hésitation, la priorité doit rester aux soins physiques. Au malade de s'em-

barquer, sans prétentions déraisonnables, sans quoi, il dira bientôt avec Touchstone :

« Lorsque j'étais chez moi, j'étais en meilleur lieu. »

Le malade ne doit pas se dissimuler que son voyage est une véritable expatriation, exigeant une résignation pleine de philosophie, en rapport avec les dangers à éviter, et le but à atteindre.

CHAPITRE XVI

Conclusion.

Pour ceux qui accordent quelque valeur aux arguments et aux faits contenus dans les chapitres précédents, il est évident que si l'influence directe du climat, en tant que climat contre la phtisie, a été exagérée, par contre la sphère de la climathérapie est vaste, d'une grande utilité, d'un avenir plein de promesses.

La tuberculose n'est pas, en effet, curable dans le sens des réclames charlatanesques (qui de nos jours semblent se placer sous le patronage de gens n'ayant de philantropique que le nom), c'est-à-dire curable par des pilules brevetées ou des formules secrètes. De telles réclames qui envahissent même les journaux sérieux, sont non seulement les inventions les plus chimériques. mais encore la plus cruelle des tromperies pour le malade. Il n'existe pas de spécifique contre la phtisie, pas de drogues, pas de combinaison médicamenteuse capable d'être mise en œuvre avec certitude de guérison. Pareils médicaments sont encore à trouver. On aurait tort de restreindre ou de déconseiller leurs recherches, mais la logique rigoureuse de la pratique et d'une

expérience prolongée, prouve que toutes les réclames
passées, telle que celle-ci : « On vient enfin de découvrir un remède infaillible contre la phtisie », sont des
erreurs ou des impostures. De même, pas de plus fatale erreur que de considérer la maladie comme essentiellement incurable dans toutes ses formes, et à toutes
ses périodes. Cette manière de voir, qui non seulement
décourage de tout traitement rationnel, mais arrache
toute espérance, est en contradiction flagrante avec l'é-
vidence même, autant du moins que l'évidence peut
être réelle en dehors d'une démonstration mathémati-
que. Il y a en Angleterre nombre de gens qui, dans
leur jeunesse, atteints d'hémoptysies, furent déclarés
phtisiques par des médecins faisant autorité, et qui, dé-
jouant le pronostic fatal porté sur eux, ont reconquis
une vigueur corporelle des plus complètes. L'analyse
de ces cas démontre d'ordinaire, que l'acheminement
vers la santé a été le résultat de l'abandon de quelque
occupation malsaine, de l'adoption d'un genre de vie
hygiénique, et de l'attention soutenue à réglementer la
nutrition et l'hygiène. Étant donné que ces cas constituent encore l'exception, qui oserait affimer que les résultats du traitement ne seraient encore plus heureux,
si la maladie était invariablement découverte dès sa première manifestation, si la cause productrice était immédiatement supprimée, et s'il y avait de la part du malade
un acquiescement complet au changement du genre de
vie et d'habitudes, sans lequel tout espoir réel de guérison ne saurait exister ?

Les exemples de guérison d'une phtisie commençante,

relativement rares en Angleterre, ne sont pas rares
dans les colonies australiennes, en Californie, à Davos
ou dans les Andes Péruviennes. C'est sur ce fait que
repose la raison d'être du traitement climatérique, et
l'auteur aura écrit en pure perte s'il n'a pas démontré
que le climat *par lui-même* n'est pas l'agent exclusif de
la guérison, et que compter sur lui seul, à l'exclusion
de son influence indirecte sur le genre de vie et les habitudes, est courir à l'insuccès. Plus d'un robuste indigène de l'Australie, ou « rancher » de la Californie, a
pu débarquer, en tant que phtisique, dans la contrée de
son choix, mais on chercherait vainement des cures analogues parmi les commis et les négociants des entrepôts
de Melbourne, Sydney ou San Francisco. La moitié des
commerçants et des gens à carrière libérale guérissent
de la tuberculose à Davos ; beaucoup d'entre eux ont leur
santé pour toujours affaiblie par une première attaque,
mais peuvent vivre en remplissant leurs devoirs sociaux
et en espérant un avenir encore long. Notre marine
marchande contient plus d'un homme qui, venu à la
mer pour guérir de la phtisie, continue d'y vivre afin
d'éviter le retour du mal. Dans ces deux cas, l'agent
important de la cure — dans le premier cas la raréfaction de l'air, de concert avec la vie active des hautes altitudes des Alpes, dans le second cas, un séjour ininter-
rompu au milieu des influences salutaires de la mer —
a été permanent, et le climat et l'hygiène ont collaboré
avec harmonie au succès.

On trouve encore des gens qui expliquent toutes ces
prétendues guérisons de phtisie par l'hypothèse d'une

erreur de diagnostic. D'après eux, la guérison d'une affection pulmonaire est *ipso facto*, la preuve que la maladie n'était pas tuberculeuse. Fort heureusement, les preuves les plus évidentes renversent cette objection. Les statistiques dressées sur la table de l'amphithéâtre fourmillent de cas de malades ayant succombé aux maladies les plus diverses, et dans les poumons desquels on retrouve les traces nombreuses et indiscutables d'une tuberculose antérieure arrêtée dans son évolution, laissant les poumons plus ou moins endommagés pour toujours, mais souvent dans des conditions parfaitement compatibles à tous les besoins de l'organisme. Ces faits, loin d'être une curiosité pathologique, sont relativement communs, et il est impossible d'envisager froidement leur signification sans être forcé de conclure que l'incurabilité de la phtisie est un mythe.

[Le professeur Bouchard défend et démontre avec sa haute compétence la fréquente curabilité de la tuberculose *(Thérapeutique des maladies infectieuses,* Paris, F. Savy, 1889). « La thérapeutique de la tuberculose est le principal souci des médecins contemporains. Si on est porté à multiplier les essais thérapeutiques contre elle, ce n'est pas seulement parce qu'elle s'acharne sur nous et décime l'humanité, c'est aussi parce que nous savons qu'elle est curable, qu'elle guérit même dans le plus grand nombre de cas par des procédés naturels.]

[« Cette affirmation semble paradoxale, elle est vraie cependant. Repose-t-elle sur le dénombrement comparatif des phtisies diagnostiquées et des phtisies guéries ? Non, sans doute, mais cette opinion optimiste est fondée sur des documents cliniques et anatomo-pathologiques indiscutables.]

[« Tout médecin a vu guérir des malades qui avaient été considérés comme phtisiques. S'agissait-il d'erreurs de diagnostic ? Avait-on pris pour des tuberculoses des bronchites du sommet et des congestions ? Non; car aujourd'hui qu'on peut faire la preuve du diagnostic par la constatation des bacilles, il existe des faits de guérison authentique qu'on ne peut rétorquer. Ce sont des faits exceptionnels, j'en conviens ; mais il faut s'incliner devant la preuve anatomo-pathologique que voici. »]

[« Sur l'ensemble des individus ayant dépassé trente-cinq ans et morts de mort violente dont il a autopsié les corps, M. Brouardel a trouvé des lésions tuberculeuses actuelles ou cicatrisées chez 75 0/0, c'est-à-dire que les trois quarts des adultes sont tuberculeux ou ont été tuberculeux ; or, la statistique montre que le quart des adultes succombe à la phtisie ; il faut donc conclure que les deux tiers des tuberculeux ne meurent pas de tuberculose, qu'ils guérissent...]

[« Ce sont les phtisies déjà reconnaissables qui sont si rarement curables ou si rarement guéries ; celles qui ne sont pas encore faciles à diagnostiquer guérissent le plus souvent. »]

On ne doit pas chercher bien loin les motifs pour lesquels la phtisie, bien que curable, est en comparaison rarement guérie. Pour la guérison, les conditions suivantes sont presque toujours indispensables :

Premièrement, un diagnostic précoce de la maladie

avant qu'elle n'ait altéré sérieusement la constitution (1).

Secondement, la résolution ferme du malade de se
soumettre aux lourds sacrifices nécessaires, pour que le
traitement ait de sérieuses chances de succès. Ces sacrifices comportent, dans beaucoup de cas, le changement
de profession, une modification radicale du mode d'existence, une longue observance d'une hygiène ration-

1. [Connaissant la tendance très marquée de la tuberculose pulmonaire vers la guérison, 75 0/0 d'après la statistique de Brouardel,
l'obligation naît pour nous de formuler un diagnostic aussi précoce
que possible, afin de mettre en œuvre aussi hâtivement que faire se
pourra, les moyens propres à la guérison, et en première ligne, la
climathérapie. La nécessité d'un diagnostic précoce se reflète chaque jour davantage, dans les récentes publications, parmi lesquelles
nous citerons le livre du professeur Grancher (*Maladies de l'appareil
respiratoire, Tuberculose et Auscultation*, Paris, Doin, 1890). La découverte de Koch, n'a pas fait avancer la question, sur ce point particulier. Si la présence du bacille, est un signe certain, indiscutable
de tuberculose pulmonaire, il faut bien avouer (de nombreux travaux en font foi) que son apparition, loin d'être un signe précoce,
est bien plutôt un signe tardif, car selon la conclusion de Lichtheim,
la présence des bacilles est liée à la destruction ulcéreuse du poumon, et à la communication du foyer tuberculeux avec les bronches.
Quand ces conditions font défaut, il n'y a pas de bacilles dans les
crachats (cité par Grancher)].

[La présence du bacille dans les crachats signifie donc qu'il y a
tout au moins une cavernule, de si petite dimension soit-elle. L'absence du bacille n'implique pas l'absence de la tuberculose. Le diagnostic de certitude fourni par l'examen bactériologique des crachats, est trop tardif au point de vue climathérapique, car il cor-
respond à la période de ramollissement. Mais, nous pouvons arriver à un diagnostic précoce de probabilité, à l'aide de l'auscultation, les doctrines nouvelles n'ayant entamé en rien l'œuvre de
Laennec.]

[C'est à ce diagnostic précoce par l'auscultation que le professeur

nelle, un traitement médical approprié, et dans un grand nombre de cas, le changement de climat ; toutes conditions bien déterminées et fermement poursuivies.

Troisièmement, il faut avoir l'espoir de la guérison, non le *spes phtisica* du tuberculeux mourant, mais un espoir assez ferme pour obtenir l'acceptation volontaire aux grands sacrifices qu'implique le traitement de la

Grancher s'est attaché dans son livre. On y trouve, étudiés avec soin, soit isolés, soit groupés, les divers signes du début de la maladie, signes qu'il faut rechercher avec un soin extrême, et qui souvent reposent sur des nuances d'auscultation magistralement décrites. « Il importe d'affirmer que dans les formes classiques de tuberculisation, l'apparition des bacilles dans les crachats est précédée par des signes qui suffisent au diagnostic.]

[« Vous avez pu voir que je n'aime pas à attendre pour prendre une décision. Cela tient peut-être à l'attention minutieuse de mes examens, à la continuité de mes efforts, qui m'ont donné un peu plus l'habitude de l'auscultation, ou à la tendance naturelle à tout esprit d'exagérer la valeur des choses dont il s'occupe ; mais si je mérite quelque peu le reproche de sur faire la valeur de certains signes, combien de médecins s'endorment dans une sécurité trompeuse, parce que les signes ne leur semblent pas suffisants! Combien attendent les craquements pour poser le diagnostic ! Les craquements, c'est-à-dire la fin des processus anatomiques, le ramollissement du tubercule, l'excavation, les bacilles dans les crachats !»

« Or si nous avons le droit d'hésiter et de discuter quand il s'agit du diagnostic probable ou certain de la tuberculose pulmonaire, tous les médecins s'accordent sur la nécessité impérieuse de n'apporter aucun retard au traitement. Mieux vaut donc pécher par excès d'action que par inertie, car il faut gagner de vitesse et ne pas perdre un jour si l'on veut obtenir de bons et solides résultats. Comparez les effets de la thérapeutique à la première ou à la seconde période de la phtisie, et dites s'il convient d'attendre un diagnostic de *certitude* pour écrire une ordonnance! » Et cette ordonnance devra formuler tout d'abord la cure d'air.]

phtisie. Tant que le médecin et le public acceptent cette conclusion décourageante que la maladie est essentiellement incurable, le traitement est annihilé et l'insuccès certain ; tandis qu'un pronostic plus ouvert à l'espérance porterait bientôt ses fruits, grâce à des résultats plus encourageants. Que l'on dise au phtisique de manger et de boire, car il doit mourir le lendemain, il mourra et vite ; mais on peut espérer un meilleur résultat si on lui apprend que son mal n'est pas incurable, bien que difficile à guérir; que sa guérison dépend beaucoup de sa détermination et de son empire sur lui-même, et que l'avenir n'est pas fatalement sombre s'il sait se résigner aux sacrifices impérieusement exigés par sa situation.

La climathérapie n'est pas une méthode curatrice complète, et il serait ridicule de la considérer comme telle. Procédé poursuivant un but, elle n'est pas ce but lui-même. Auxiliaire puissant de l'hygiène et des moyens médicaux, elle ne s'y substitue en rien. Porte de sortie pour les habitudes malsaines et un genre de vie anormal, elle n'est pas un remède mystérieux ou un spécifique infaillible. Un grand nombre d'observations et de recherches sont encore indispensables avant que sa sphère puisse être précisée avec exactitude, et le monde médical doit, dans l'avenir, comme dans le passé, envisager avec beaucoup de réserve la mise en pratique d'une médication qui manque encore de précision scientifique. « Ici comme sur bien d'autres points de nos connaissances, la science se meut, mais lentement, se traînant péniblement d'un point à un autre. »

Nous devons résumer avec soin nos résultats, constater nos insuccès et analyser nos succès. On pourra beaucoup lorsque la climathérapie se sera éloignée des régions du pur empirisme, et lorsque ses principes seront définitivement posés et généralement acceptés.

L'auteur espère que ce volume contribuera, pour une part sincère, si minime qu'elle soit, à l'accomplissement de cette œuvre.

TABLE DES MATIÈRES

Paris. — Imprimerie Henri JOUVE, 15, rue Racine.

A LA MÊME LIBRAIRIE

DELTHIL (L.). — **Traité de la Diphtérie**, son origine, ses causes, sa nature microbienne, ses différentes modifications et plus spécialement son traitement général et local et sa prophylaxie par les hydrocarbures non toxiques (essence de thérébentine et goudron). 1 vol. in-8 de 500 pages...................... 8 fr.

DUJARDIN-BEAUMETZ, membre de l'Académie de médecine, médecin de l'hôpital Cochin, membre du Conseil d'hygiène et de salubrité de la Seine. — **Leçons de clinique thérapeutique**, contenant le traitement des maladies du cœur et de l'aorte, de l'estomac et de l'intestin, du foie et des reins, du poumon et de la plèvre, du larynx et du pharynx, des maladies du système nerveux, le traitement des fièvres et des maladies générales. 3 vol. gr. in-8, de 800 pages chacun, avec figures dans le texte, pl. et chromolithographiques hors texte, 6e édition entièrement remaniée.................................... 48 fr.

GRANCHER (J.), professeur à la Faculté de médecine de Paris. — **Maladies de l'appareil respiratoire**. Tuberculose et Auscultation. 1 beau vol. de 520 p., avec fig. dans le texte et 2 pl. en couleur hors texte.............................. 10 fr.

HUNTER-MACKENZIE, médecin de l'hôpital pour les maladies de la gorge à Édimbourg. — **Le crachat**, dans ses rapports avec le diagnostic, le pronostic et le traitement des maladies de la gorge et du poumon ; traduit de l'anglais par le Dr Léon PETIT, avec une préface du professeur GRANCHER. 1 vol. in 8 de 200 pages, avec 24 pl. tirées pour la plupart en couleurs... 5 fr.

PALMBERG (A.), professeur à l'Université d'Helsingfors. — **Traité de l'hygiène publique**, d'après ses applications dans les différents pays d'Europe (France, Angleterre, Belgique, Allemagne, Autriche, Suède et Finlande), traduit par M. A. Hamon, 1 fort vol. gr. in-8, de 800 pages, avec fig. dans le texte. 14 fr.

RENDU (H.), professeur agrégé à la Faculté de médecine de Paris, médecin de l'hôpital Necker. — **Leçons de clinique médicale**. — 2 vol. grand in-8 formant 1.000 pages.............. 20 fr.

RICHARD (E.), professeur agrégé à l'Ecole du Val-de-Grâce, membre du Conseil d'hygiène. — **Précis d'hygiène appliquée**. 1 fort volume in-8, cartonné diamant, de 800 pages, avec 300 fig...................................... 9 fr.

VANLAIR (Dr C.), professeur à l'Université de Liège. — **Manuel de Pathologie Interne**, à l'usage des praticiens et des étudiants. 2e édition, 1 très fort vol. gr. in 8 de 1.100 pages 20 fr.

ONIMUS (E.), médecin consultant à Monaco. — **L'Hiver dans les Alpes Maritimes et la principauté de Monaco**. Climatologie et Hygiène. 1 vol. in-12 de 600 pages, avec figures et plans, broch., 5 fr. ; cart.............................. 6 fr.

Paris. — Imprimerie de la Faculté de médecine, H. JOUVE, 15, rue Racine.